李洪 张伟声 ◎ 编著

简单消百病

简单**按摩**消百病

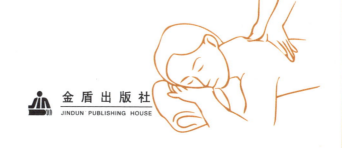

金盾出版社

JINDUN PUBLISHING HOUSE

图书在版编目（CIP）数据

简单按摩消百病 / 李洪，张伟声编著 . — 北京 ：
金盾出版社，2025.2
（简单消百病）
ISBN 978-7-5186-1622-0

Ⅰ.①简… Ⅱ.①李…②张… Ⅲ.①按摩疗法（中医）
Ⅳ.① R244.1

中国国家版本馆 CIP 数据核字（2024）第 030888 号

简单按摩消百病
JIANDAN ANMO XIAOBAIBING

李洪　张伟声　编著

出版发行：金盾出版社		开　本：710mm×1000mm　1/16	
地　　址：北京市丰台区晓月中路 29 号		印　张：14	
邮政编码：100165		字　数：150 千字	
电　　话：（010）68276683		版　次：2025 年 2 月第 1 版	
（010）68214039		印　次：2025 年 2 月第 1 次印刷	
印刷装订：河北文盛印刷有限公司		印　数：1 ~ 5 000 册	
经　　销：新华书店		定　价：66.00 元	

前言

　　随着人们物质生活、精神生活水平的提高和自我保健意识的不断增强，按摩这种既可保健养生又可治疗疾病的绿色生态自然疗法越来越受到人们的欢迎。按摩又称推拿，是中医治疗疾病的有效手段之一，是在中医理论指导下，运用手法或借助工具作用于体表的特定部位或穴位，以调整人体生理、病理状况而达到防病治病、保健养生、强身健体目的的一种中医外治方法。按摩是在古代朴素的唯物论和自然辩证法思想指导下，通过长期医疗实践逐步形成的传统自然疗法，是我国最古老的医疗方法之一，承载着我国古代人民同疾病做斗争的经验和理论知识，是我国传统医学的智慧结晶。在我国现存最早的医学专著《黄帝内经》中，就记载了按法、推法、拿法等10余种按摩手法。

　　现代按摩疗法以中医的脏腑、经络学说为理论基础，并结合西医的解剖和病理诊断，运用按法、推法、拿法、捏法、揉法等手法作用于人体体表的特定部位，具有疏通经络、滑利关节、促进气血运行、调整脏腑功能、增强人体抗病能力等作用。按摩经济简便，因为它不需要特殊医疗设备，也不受时间、地点、气候条件的限制，随时随地都可以进行；同时，按摩安全可靠，易学易用，在正常操作的情况下无任何不良反应。对正常人来说，按摩能增强人体的抗病能力，取得保健效果；对患者来说，按摩既可促使局部症状消退，又可加速患部功能的恢复，从而取得良好的治疗效果。

历史上很多著名的医学家都曾经使用按摩来治疗疾病，如华佗、张仲景、孙思邈等。临床上很多疾病都可以运用按摩来进行治疗，如腰肌劳损、颈椎病、腰椎间盘突出症、肩周炎等。现代按摩疗法不仅可以用于治疗外科疾病，还可以广泛应用于治疗内科、妇科、儿科、五官科疾病，尤其对慢性疾病、功能性疾病、发育性疾病具有很好的治疗效果。按摩的治疗原则为治病求本，调整阴阳，扶正祛邪，辨证论治。

本书共分为五章，第一章对按摩进行了全面而系统的介绍，从按摩的基本概念、按摩的作用、按摩的手法和注意事项，到如何选取穴位等，都做了详细的介绍。第二章至第五章以疾病为纲，以按摩相关穴位为目，详尽地介绍了常见疾病、外伤疼痛、生殖系统疾病和亚健康状态等不同情况下按摩的功效、操作技巧、动作示范、取穴定位等。

本书内容深入浅出、言简意赅、实用性和可操作性强，对疾病相关腧穴进行了简明清晰的图文解释，并配以真人操作示范图，让读者一看就懂、一学就会。由于作者水平有限，书中可能存在错误和不足之处，敬请专家学者不吝赐教。

李洪　张伟声

目录

第一章 捏捏按按强身健体消百病

第二章 一揉一按打败常见病

第三章　舒筋活络消除身体疼痛

第四章　轻松一按祛除难言之隐

第五章　妙手调养赶走身体不适

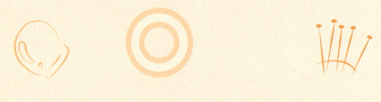
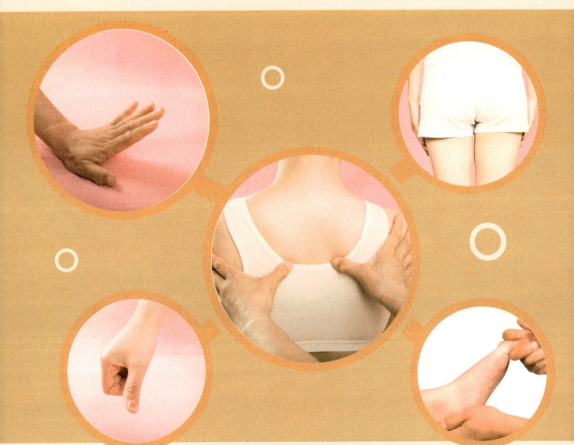

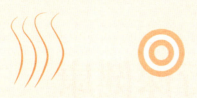

第一章

捏捏按按强身健体消百病

风　　寒　　暑　　湿

按摩：简单易行保健康

按摩是中华医学的瑰宝，在我国有着悠久的历史，凝结着我国劳动人民的智慧。按摩，也可称为推拿，是以我国传统的经络学说、穴位学说为

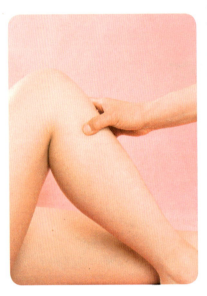

基础，运用技法施于体表特定部位进而调节人体机能与病理状况，最终达到保健、治疗目的的健身措施。早在秦汉时期，我国第一部医学专著《黄帝内经》中就有按摩疗法的论述，且在这一时期，我国第一部按摩专著《黄帝岐伯按摩十卷》也问世了。当时的名医扁鹊、华佗等就用这种方法治疗了许多疾病。魏、晋、隋、唐时期，按摩治疗和按摩保健已十分流行，并传入了朝鲜、日本、印度和欧洲。宋、金、元时期，按摩防治的范围更为广泛，涉及内、外、妇、儿各科疾病。明、清时期，在此基础上，按摩理论有了进一步的

发展，尤其是用按摩方法治疗小儿疾病，形成了独特的体系。新中国成立后，在党的中医政策指导下，按摩疗法得到了高度重视，人们挖掘整理了大量的按摩文献资料，创办了各种按摩培训班，并在中医院校设立了按摩专业，编撰了按摩教材，进行了大量的临床实践研究，使按摩疗法成为一

种重要的治疗方法，广泛应用于临床，为人类的健康做出了贡献。目前，人们回归自然的热潮席卷全球，按摩疗法再次被推崇为非药物疗法的代表，以其简单易学、便于操作、疗效显著、费用低廉、无毒副作用等特点深受国内外各界人士的喜爱，且已成为21世纪人们追求绿色保健、提高生活质量的有效方法。

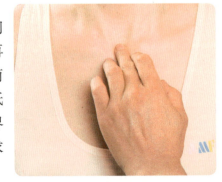

爱上按摩的理由

按摩可以强身健体，防病治病。研究表明按摩主要有以下几方面的作用。

1. 疏通经络

《黄帝内经》里说："经络不通；病生于不仁，治之以按摩"，说明按摩有疏通经络的作用。如按揉足三里，推脾经可增强消化液的分泌功能等，从现代医学角度来看，按摩主要是通过刺激末梢神经，促进血液、淋巴循环及组织间的代谢过程，以协调各组织、器官间的功能，使机体的新陈代谢水平有所提高。

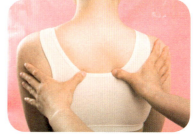

2. 调和气血

明代养生家罗洪在《万寿仙书》里说："按摩法能疏通毛窍，能运旋荣卫。"这里的运旋荣卫，就是调和气血之意。因为按摩就是以柔软、轻和之力，循经络、按穴位，施术于人体，通过经络的传导来调节全身，借以调和营卫气血，增强机体健康。现代医学认为，推拿手法的机械刺激，通过将机械能转化为热能的综合作用，以提高局部组织的温度，促使毛细血管扩张，改善血液和淋巴循环，使血液黏滞性减低，降低周围血管阻力，减轻心脏负担，故可防治心血管疾病。

3. 提高机体免疫能力

如小儿痢疾时，经推拿症状减轻或消失；小儿肺部有干湿啰音时，按揉小横纹、掌心横纹有效。有学者曾在同龄组儿童中并列对照组进行保健推拿，经推拿的儿童组，发病率下降，身高、体重、食欲等皆高于对照组。以上临床实践及其他动物实验皆证明，推拿按摩具有抗炎、退热、提高免疫力的作用，可增强人体的抗病能力。

也正是由于按摩能够疏通经络，使气血周流、保持机体的阴阳平衡，所以按摩后可感到肌肉放松、关节灵活，使人精神振奋，消除疲劳，保证身体健康有重要作用。

按摩不能随意按

按摩的应用范围很广，对很多疾病都有很好的疗效，但是按摩也有一定的局限性，不是任何情形下都能施用。有一定的禁忌证和注意事项。

1. 禁忌证

传染性疾病，严重感染性疾病，脓毒血症，精神病，疾病的急性期病情危重，有高热，神志不清，血液病有出血倾向，结核，恶性肿瘤，按摩局部有较严重的皮肤病、皮肤损伤或炎症（如蜂窝织炎、丹毒、脓肿、骨髓炎等），均不适宜按摩治疗；孕妇不能按摩肩井穴、合谷穴、三阴交穴、昆仑穴、小腹部、腰骶部和髋部；女性经期不应做腰骶部与腹部的按摩。另外，骨折未愈合、韧带和肌肉断裂的固定期，均不宜按摩治疗；年老体弱、血压过高，以及心、肺、肾等重要脏器功能严重损害者，应慎用或禁用按摩治疗。

2. 注意事项

按摩时，必须注意以下几点。

（1）明确诊断，选用穴位，确定手法，做到心中有数，考虑全面，有中心有重点。

（2）根据疾病与按摩部位的不同，采用合适的按摩体位。这个体位要使患者舒适，治疗方便，有利于各种手法的操作。无论是自我按摩或由别人按摩，都要注意。

（3）按摩的操作程序、强度、时间，需根据治疗中患者的全身与局部反应及治疗后的变化随时调整，并应掌握急则治"标"，缓则治"本"的原则。

（4）做好患者的解释工作，嘱患者不要紧张，肌肉要放松，呼吸自然，宽衣松带。做腰背和下腹部的按摩，应先排空大小便。患者在过饥、过饱，以及醉酒后均不适宜按摩，一般在餐后2小时按摩较妥。对患者要耐心、认真、亲切、负责，使病人对医生既信任又能配合治疗。自我按摩时也要注意放松和时间安排。

（5）按摩时操作者的双手要保持清洁、温暖、勤修指甲，不要损伤被按摩部位的皮肤，并要注意室温及被按摩部位的保暖。

按摩手法是关键

按摩是指用手、肢体的其他部分或工具，按照规范化的动作，以力的形式作用于身体的经络穴位，以达到强身健体和防病治病的一种治疗方法。按摩的手法很多，本书介绍一些简单易行的常用手法。

1. 按法

（1）手法：用手指或手掌在身体某处或穴位上用力向下按压。按压的力度可浅到皮肉，深达骨骼、关节和部分内脏处。操作时按压的力量要由轻而重，使患部有一定压迫感后，持续一段时间，再慢慢放松。也可以有节律地一按一松，这种按压法在操作时一定要注

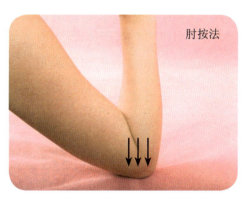

肘按法

意按压的强度与频率，不可过重、过急，应富有弹性。按法在施术时根据不同部位，不同疾病及不同治疗目的，可分为拇指按、中指按、拳按、掌按、肘按。此外，尚有利用按摩工具按压。

（2）作用：按法是一种较强刺激的手法，有镇静止痛、开通闭塞、放松肌肉的作用。指按法适用于全身各部穴位；掌按法常用于腰背及下肢部；肘按法压力最大，多用于腰背、臀部和大腿部。

2. 推法

（1）手法：用指、掌、肘部等着力在人体某一个部位或穴位上做前后、上下或左右的单向推动。推法在应用时所用的力量需要由轻而重，根据不同部位而决定用力大小。用力大时，作用达肌肉、内脏；用力小时，作用达皮下组织。

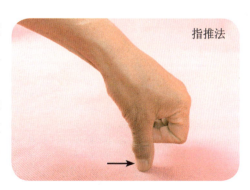

指推法

一般频率为50～150次/分，开始稍慢，逐渐加快。推法根据不同的部位和

病情可分为拇指推、手掌推、肘尖推、拳推。

（2）作用：具有消积导滞、解痉镇痛、消瘀散结、通经理筋的功能，可提高肌肉兴奋性，促进血液循环。

3. 拿法

（1）手法：用拇指与示、中指或其他手指相对做对应钳形用力，捏住某一部位或穴位，做一收一放或持续的揉捏动作。拿法不同于捏法，力量集中在指尖上，而是指腹和手指的整个掌面着力。使用拿法时，腕要放松灵活，要由轻到重，再由重到轻。在拿法的同时可结合提法，提拿并用。多在提拿某肌腹

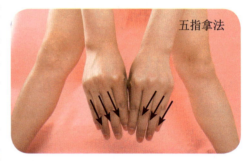

五指拿法

时，作用力要与肌腹相垂直。即纵行肌腹横向提拿，横行肌腹纵向提拿。此类手法强度比较大，被治疗者反应明显，一般以提拿时感觉酸胀、微痛，放松后感觉舒展、轻快的手法强度为宜。通常是做定点拿、揉、提的手法，也可做移动拿、揉手法。拿法可根据不同疾病、不同部位，采用三指拿、四指拿、五指拿和抖动拿等。速度可快可慢，要有节奏，要连续，不可忽快忽慢，忽轻忽重。

（2）作用：拿法刺激较强，常配合其他手法用于颈项、肩部和四肢等部位，具有祛风散寒、舒筋通络、缓解痉挛、消除肌肉酸胀和精神疲劳的作用，在颈椎按摩中应用较多。

4. 捏法

（1）手法：将皮肤提起，作用于皮肤与皮下组织。捏法有两种。一种是用拇指和示、中两指相对，挟提皮肤，双手交替捻动，向前推进。手法强度可轻可重。轻的，患者感到温和舒展；重的，患者则感到酸胀。频率可快可慢，快者100次/分以上，慢者30～60次/分。另一种手握空拳状，用示指中节和拇指指腹相对，挟提皮肤，双手交替捻动，向前推进。捏法可用单手操作，也可用双手操作。捏法常用于治疗小儿疾患，如食欲缺乏、消化不良、腹泻，也可用于成年人按摩。

（2）作用：具有舒筋通络、行气活血、调理脾胃的功能，常用于头

面、腰背、胸胁及四肢部位。

5. 揉法

（1）手法：用手指或手掌面在身体某个部位做回旋揉动。揉法的作用力一般不大，仅达到皮下组织，但重揉时可以作用到肌肉。频率较慢50～100次/分，一般是由轻到重再至轻。此种手法较温和，多在疼痛部位或强手法刺激后使用，也可在放松肌肉、解除局部痉挛时用。操作时手指和手掌应紧贴皮肤，与皮肤之间不能相对移动，而皮下的组织被揉动，幅度可逐渐扩大。根据按揉的部位不同可分为拇指揉、大鱼际揉、肘揉、掌揉等。

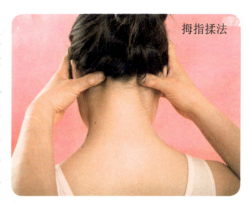
拇指揉法

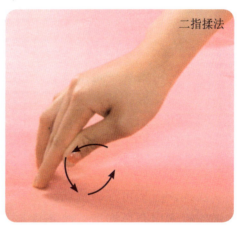
二指揉法

（2）作用：本法轻柔缓和，刺激量小，适用于全身各部位，具有舒筋活络、活血化瘀、消积导滞、缓解肌痉挛、软化瘢痕的作用。

6. 点法

（1）手法：用指端、屈曲的指间关节或肘尖，集中力点，作用于施术部位或穴位上，称点法。操作时要求部位准确，力量深透。

（2）作用：具有开通闭塞、活血止痛、解除痉挛、调整脏腑功能的作用，适用于全身各部位及穴位。

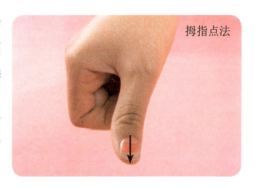
拇指点法

7. 掐法

（1）手法：用拇指、中指或示指在身体某个部位或穴位上，做深入并持续的掐压。掐法刺激较强，常用于穴位刺激按摩。操作时用力需要由小到大，使其作用力由浅到深。掐法用在穴位时，可有强烈的酸胀感觉称"得气"反应。掐法也可称指针法，是以指代针的意思。另与掐法近似的一种指切法，是用一手或两手拇指做一排排轻巧而密集地掐压，边掐边

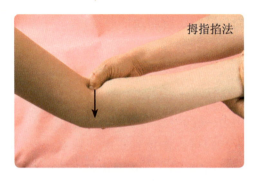

拇指掐法

向前推进。这一方法一般用于组织肿胀时，将其向前方推散，而使肿胀散开。

（2）作用：刺激穴位，疏通经脉，消肿散瘀，镇静安神，开窍等。

8. 擦法

（1）手法：以手掌或大鱼际、小鱼际附着在一定部位，进行直线往返摩擦，称擦法。其作用力浅，仅作用于皮肤及皮下。其频率较高，达100～200次/分。其引起皮肤反应较大，常要擦到皮肤发红，但不可擦破皮肤，故在操作时多用介质润滑，防止皮肤受损。此法可单手操作，根据不同的部位有指擦和手掌擦。

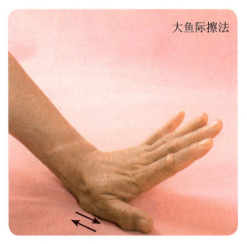

大鱼际擦法

（2）作用：擦法的主要作用是益气养血，活血通络，加快血液循环，消肿止痛，祛风除湿，温经散寒等。

9. 摩法

（1）手法：用手指或手掌在身体某一部位或穴位上，做皮肤表面顺、逆时针方向的回旋摩动。操作时指或掌不要紧贴皮

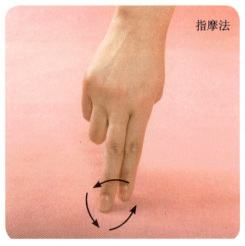

指摩法

肤，在皮肤表面做回旋性的摩动，作用力温和而浅，仅达皮肤与皮下。摩法的频率根据病情的需要而定，一般慢的30～60次/分，快的100～200次/分。此法多用单手摩，也可用双手摩。常用在按摩的开始，或疼痛较剧烈的部位及用强手法按摩后，使肌肉放松。摩法的转动方向一般是顺时针方向，摩法根据不同操作部位有指摩、掌摩、掌根摩三种。

（2）作用：摩法的主要作用是疏气活血，消肿止痛，消积导滞，健脾和胃，调补脏腑，增强皮肤弹性等。

10. 振法

（1）手法：操作时主要依靠前臂和手部的肌肉持续用劲发力，使力量集中于指端或手掌，形成振动力，使按摩部位随之而发生震颤。操作时要着力实而频率快，使其有向深部渗透的感觉。有些部位的穴位振法，用手振比较累，可以使用电振器做治疗。通常每个穴位

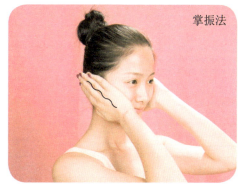

掌振法

可做1分钟左右。振法可单手操作，也可用双手重叠操作。根据治疗部位不同可分为指振法、掌振法、电振法三种。

（2）作用：主要治疗作用是放松肌肉，调节神经，解痉止痛，消除疲劳等。

11. 一指禅推法

（1）手法：以拇指指端螺纹面或偏锋为着力点，前臂做主动摆动，带动腕部摆动和拇指关节屈伸活动，称一指禅推法。肩、肘、腕、指各关节必须自然放松，拇指要吸定在皮肤上，不能摩擦及跳跃。力量均匀渗透，保持一定的压力、频率及摆动幅度，频率为120～160次/分。总的来说本法的操作要领在于一个"松"字，只有将肩、肘、腕、掌各部位都放松才能使功力集中于拇指，做到"蓄力于掌，

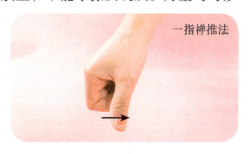

一指禅推法

发力于指，着力于螺纹"，手法动作灵活，力量沉着，刺激柔和有力，刚柔相济才称得上一指禅功。

（2）作用：本法具有调和营卫、行气活血、健脾和胃、调节脏腑功能的作用。

12. 㨰法

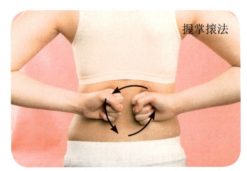

握掌㨰法

（1）手法：由腕关节的屈伸运动和前臂的旋转运动带动空拳滚动，在颈椎按摩中，分为侧掌㨰法、握拳㨰法两种。

侧掌㨰法：肩、肘、腕关节自然放松，以小指掌指关节背侧为着力点，吸定于治疗部位，不应拖动和跳跃，保持一定的压力、频率和摆动幅度。

握拳㨰法：手握空拳，用示、中、无名、小指四指的近侧指间关节突出部分着力，附着于体表一定部位，腕部放松，通过腕关节做均匀的屈伸和前臂的前后往返摆动，使拳做小幅度地来回滚动，滚动幅度应控制在60°左右。

（2）作用：㨰法压力较大，接触面较广，适用于肩背、腰及四肢等肌肉丰厚部位，具有舒筋活血、缓解肌肉和韧带痉挛、增加肌筋活力、促进血液循环、消除肌肉疲劳的作用。

13. 摇法

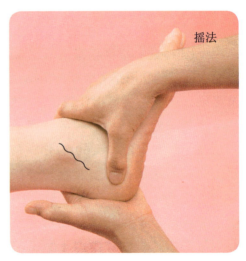

摇法

（1）手法：以关节为轴心，使肢体做被动的环转活动，称摇法。适用于颈、肩、肘、腕、掌指关节或指间关节、髋、膝、踝等关节，动作要缓和，用力沉稳，摇动方向及幅度需要在生理范围内，由小到大。

（2）作用：本法常用于颈项、腰部及四肢关节，具有滑利关节、松解粘连、整复错位的作用。

14. 抹法

（1）手法：用手指或手掌平伏按于按摩部位后，以均衡的压力抹向一边的一种手法。其作用力可浅在皮肤，深在肌肉。其强度不大，作用柔和。一般常用双手同时操作，也可单手操作。根据不同的操作部位有指抹、掌抹、理筋三种方法。抹法不同于推法，它的着力一般较推法为重，推法是单方向的移动，抹法则可根据不同的治疗位置任意往返移动。抹法的频率也较推法慢。

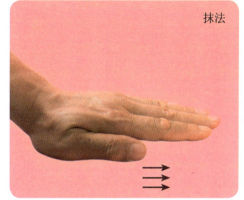

抹法

（2）作用：本法具有开窍镇静、清醒头目、行气散血的作用，常用于头部、颈项部。适用于颈椎病引起的头痛、头晕等症的治疗。

15. 搓法

（1）手法：是用双手在肢体上相对用力进行搓动的一种手法。其作用力可达肌肉、肌腱、筋膜、骨骼、关节囊、韧带等处。强度轻时感觉肌肉轻松，强度大时则有明显的酸胀感。频率

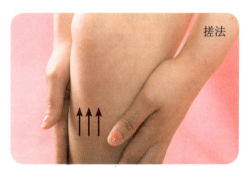

搓法

一般为30~50次/分，搓动速度开始时由慢而快，结束时由快而慢。搓法有掌搓和侧掌搓两种。

（2）作用：疏散经络，调和气血，通利关节，松弛肌肉，消除疲劳等。

16. 拍捶法

（1）手法：用手指或手掌轻巧地拍打身体某一部位的方法为拍法。用空心拳或拳侧面捶击身体某部位的方法为捶法。拍法着力较轻，多用于胸廓、背部及表浅的关节部位；捶法作用力较重，可达肌肉、关节与骨骼。捶法轻而缓慢的操作可使筋骨舒展；重而快速的捶击可使肌肉兴奋。

不论拍、捶在操作时都要以腕发力，由轻而重，由慢而快，或一阵快，一阵慢交替操作。动作要协调、灵活，着力要有弹性。可单手操作，也可双手操作。根据病变部位不同而分别选用拍、捶的治疗方法。拍法可分为指拍、指背拍和掌拍。捶法可分为直拳捶、卧拳捶和侧拳捶。

（2）作用：拍捶法的主要作用是行气活血，放松肌肉，祛风散寒，消除肌肉疲劳，缓解局部酸胀，适用于肩背、腰臀及下肢部。

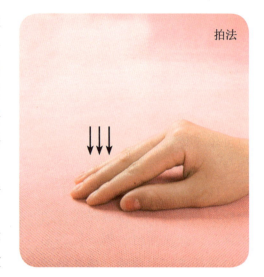

拍法

17. 梳发

（1）手法：双手十指弯曲，从前至后做梳头动作。动作轻快，适用于头部。

（2）作用：清头明目，醒神止眩，行气活血，通络止痛等。

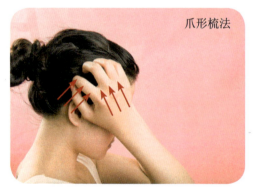

爪形梳法

18. 击法

（1）手法：用拳背、掌根、掌侧小鱼际、指尖或器具叩击体表，称击法。用力要快速、短暂、垂直向下，速度均匀而有节奏。

（2）作用：本法具有调和气血、安神醒脑、消除疲劳的作用。拳击法常用于腰背部；掌击法常用于头顶、腰臀及四肢部；侧击法常用于腰背及四肢部；指尖击法常用于头面、胸腹部；棒击法常用于头顶、

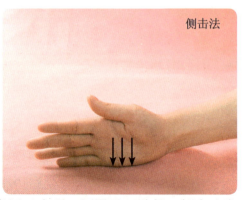

侧击法

腰背及四肢部。

19. 拔伸法

（1）手法：固定肢体或关节的一端、牵拉另一端的方法，称拔伸法。用力应均匀持续，忌用暴力。可用于头颈部、肩部、腰部、腕部及手指。

（2）作用：本法具有整复错位、矫正畸形、增大关节间隙、减轻压迫刺激的作用，常用于扭错肌腱和移位关节的整复。

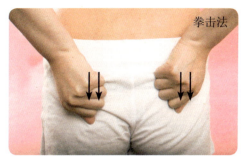

拳击法

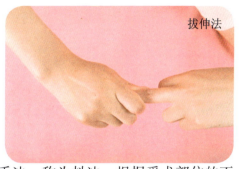

拔伸法

20. 抖法

（1）手法：术者双手握住受术者肢体远端，用力做上下抖动的手法，称为抖法。根据受术部位的不同，可分为抖腕法、抖上肢法、抖下肢法及抖腰法。操作时固定肢体远端的双手不要握得太紧，否则动作滞涩。上肢部抖动幅度宜小，频率宜快；下肢部抖动幅度宜稍大，频率宜稍慢；腰部抖动幅度宜较大，频率宜较慢。抖四肢时，每次操作0.5~1分钟；抖腰时，每次操作1~2次即可。

（2）作用：本法具有调和气血、舒筋通络、滑利关节，松解粘连等功效。常用于肩周炎、颈椎病、髋部伤筋、腰椎间盘突出症等病症。

学好按摩有技巧

在按摩中，想要达到理想的按摩治疗效果，关键是按摩的手法要标准，以及注意按摩的顺序、强度和按摩时间。

1. 按摩手法的基本要求

（1）持久：指操作手法要按规定的技术要求和操作规范持续作用，保持动作和力量的连贯性，并维持一定时间，以使手法的刺激积累从而产生良好的作用。

（2）有力：指手法刺激必须具有一定的力度，所谓的"力"不是指单纯的力量，而是一种功力或技巧力，而且这种力也不是固定不变的，而是要根据对象、部位、手法性质及季节的变化。

（3）均匀：指手法动作的幅度、速度和力量必须保持一致，既平稳又有节奏。

（4）柔和：指动作要稳、柔、灵活，用力要缓和，力度要适宜，使手法轻而不浮、重而不滞。

（5）渗透：指手法作用于体表，其刺激能透达至深层的筋脉、骨肉甚至脏腑。应该指出的是持久、有力、均匀、柔和、渗透这五方面是相辅相成、密切相关的。持续运用的手法逐渐降低肌肉的张力，使手法功力能够逐渐渗透到组织深部，均匀协调的动作使手法更趋柔和，而力量与技巧的完美结合，则使手法既有力又柔和，达到"刚柔相济"的境界，只有这样，才能使手法具有良好的"渗透"作用。

2. 按摩强度

根据患者的症状、体征、治疗部位及耐受能力，选择适宜的按摩手法和按摩强度。按摩开始时的手法需轻而柔和，逐渐增强到一定的强度，并维持一段时间后，再逐渐减轻强度。

按摩的强度因人而异，对于那些体瘦、体弱的患者要用力轻些，而对体胖、体壮的患者则应适当加重用力。不要用力过小，但也不应该过于用力，以免伤及皮肤和内脏。总而言之，在按摩以后，如果患者感觉有一定的酸胀感，轻松、舒适，用力程度就是合适的。如果出现刺痛或疼痛难忍，就要格外注意，极有可能已经造成软组织挫伤或皮下出血。

按摩的力度要因位而异，不同反射区和穴位的敏感度是不一样的，对敏感性较强的穴位和反射区，如足三里穴，涌泉穴，十二指肠、额窦、眼睛等部位力度要轻；而对一些敏感性相对较弱的穴位和反射区，如三阴交穴、内关穴，腰背部、肾区、小肠区、垂体区等部位，则要适当加大力度。

3. 操作顺序

按摩手法操作有一定的顺序，一般为头面→肩背→上肢→胸腹→腰骶→下肢。自上而下，先左后右，从前到后，由浅入深循序渐进，并可以根据病情适当调整。局部治疗，则按手法主次进行。手法的控制要遵循"放松→治疗→放松"及"面→线→点→面"的原则。

4. 按摩时间

根据病情及治疗部位而定。急性期患者每次的治疗时间应短，慢性期时间可以稍长。

局部或单一关节的治疗，每次10～15分钟；较大面积或多部位的治疗，每次20～30分钟。

住院患者可以每天治疗1～2次，门诊患者每天治疗1次，或每周治疗2～3次。

关注按摩后的反应

每个人在按摩后会有不同的反应，在做经络按摩尤其是做自我按摩的时候，要多体会按摩反应，一方面可以体会按摩效果，另一方面还可以不断地改进自己的手法。按摩反应可分为正常反应、不正常反应和无反应。

1. 正常反应

如果按摩手法正确，用力大小适当，时间长短合适，将出现以下正常的按摩反应。酸胀和轻度疼痛是在按压穴位时经常出现的反应。这可能是局部经络不通，气血瘀滞所致，在穴位处出现这种感觉叫"气"。如在损伤和病痛部位出现，则说明该处有瘀血，组织水肿和代谢产物的积聚，这正说明病痛就在于此处。此时不要改变按摩部位，应先减轻按摩的力度改用轻手法继续进行按摩，并逐渐增加刺激强度；按摩时间也应适当地延长。这样就会达到满意的效果。

发热常出现在摩擦类手法后。它也可出现在其他按摩手法后，尤其是按摩时间较长时。这是由于局部皮肤等组织受到按摩刺激后，神经兴奋、血管扩张改善了局部血液循环的缘故。这正是治疗疾病和预防保健的需要。

出汗是被按摩的局部皮肤较为常见的现象。这是局部皮肤的汗腺和皮脂腺在皮肤血管扩张、神经兴奋的同时分泌功能增强的结果。这对提高局部皮肤的免疫功能、增强抗病能力是有益的。

呼吸加深或大口喘气是按摩时常见的现象，这个动作多半是不由自主的，事后会感到舒适。这可能是按摩刺激病损或疲劳部位时，局部组织缺氧信息通过神经反射传到中枢引起的。这很像人们在困倦时打呵欠的情况，出现这种情况说明按摩得法。

2. 无反应

无反应是指按摩后没变化。这常因按摩手法太轻或未按摩到恰当的部位，故没达到按摩的目的。遇到了这种情况不用着急，只要坚持练一练手劲，熟悉一下穴位和按摩的部位及推敲一下自己的手法，一般都会得到满意的效果。

　　舒适是按摩的目的。在按摩以后，人们常常感到局部或全身舒适，这正是按摩后局部组织供血和供氧改善，二氧化碳和代谢产物随血液排出体外，病痛得到缓解的表现。

3. 不正常的反应

　　在按摩手法不当时，过重或过轻都会出现不正常的按摩反应。

　　疼痛加剧常常在手法过重时出现，对于慢性疼痛性病变，手法得当的话不应该出现疼痛加剧。如果初学按摩者，遇到这种情况更应先想到手法过重问题，其次是由于局部组织娇嫩或体质弱及适应能力差的缘故。出现这种情况要立即调整手法，从轻手法慢慢开始，或先做其周围组织的按摩，最后再做该部位。

　　青紫瘀斑的出现也是按摩后的不正常反应。其原因可能是手法过重，或用指甲不适当地刺激了皮肤，更重要的是注意检查是否有血小板减少和其他凝血不良的原因。针对以上原因采取适当措施就可以解决出现青紫瘀斑的问题。

　　异常情况的出现要引起注意，如按摩此处其他部位出现了意想不到的症状，或者受伤后经按摩反而不能活动等。出现了这些情况最好立即停止按摩，到医院检查，进一步诊断后再做治疗。

快速找准穴位的方法

腧穴是人体脏腑经络之气输注于体表的部位，既是疾病的反应点，也是临床治疗的刺激点。按摩效果的好坏，与选穴是否准确有直接的联系。下面列举了四种常用的取穴方法。

1. 自然标志取穴法

根据人体自然标志而定取穴位的方法称为自然标志取穴法。自然标志有两种：一种是不受人体活动影响的标志，如五官、肚脐、乳房等；另一种是局部活动后才会出现的标志，包括肌肉的凹陷，关节间隙，皮肤皱襞等。例如，印堂穴是在两眉连线的正中间，后溪穴在握拳后掌后横纹头的凹陷处。

2. 手指同身寸取穴法

用被按摩者的手指作为标准来定取穴位的方法叫手指同身寸取穴法，适用于四肢，躯干部取穴。这种方法主要包括以下三种方式。

（1）中指同身寸法：以中指中节屈曲时内侧两端纹头之间的宽度作为1寸。

（2）拇指同身寸法：以拇指指间关节的横向宽度作为1寸。

（3）横指同身寸法（一夫法）：将示指、中指、无名指、小指并拢，以中指中节横纹处为准，四指横向宽度为3寸；示指和中指并拢，以中指中节横纹处为准，二指横向宽度为1.5寸。

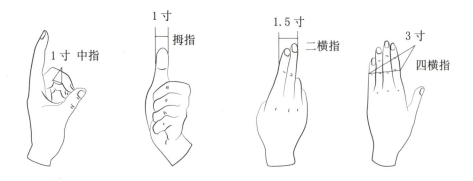

3. 简易取穴法

利用简便易行的方法取穴叫简易取穴法。如两耳尖直上与头顶正中线交点为百会穴；两虎口自然平直交叉，示指指端为列缺穴。

4. 骨度分寸取穴法

以骨节为主要标志测量周身各部的大小、长短，并依其比例折算尺寸作为定穴标准的方法叫骨度分寸取穴法。

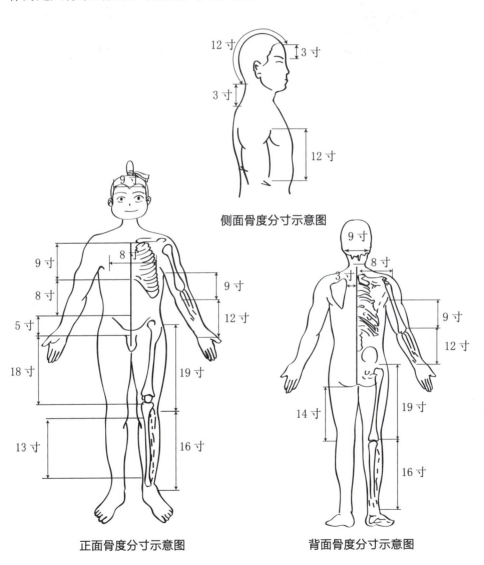

侧面骨度分寸示意图

正面骨度分寸示意图

背面骨度分寸示意图

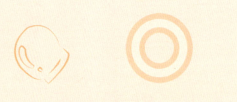

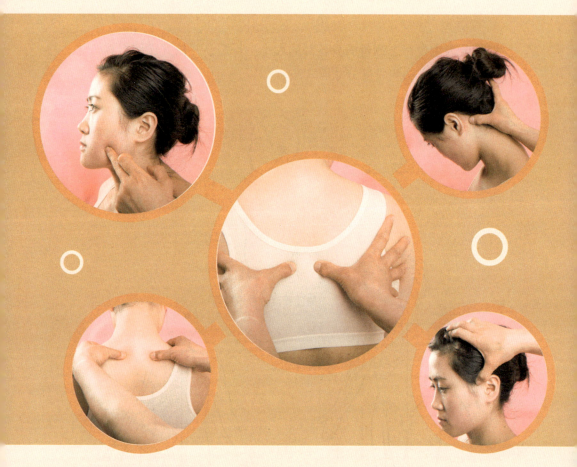
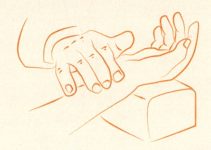

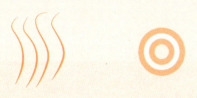

第二章

一揉一按打败常见病

风　寒　暑　湿

感冒

　　感冒是感受风邪或时行病毒，引起肺卫功能失调，出现鼻塞，流涕，喷嚏，头痛，恶寒，发热，全身不适等为主要临床表现的一种外感疾病。中医认为，当人的体质虚弱，生活失调，卫气不固，外邪乘虚侵入时就会引起感冒，轻者出现乏力、流涕、咳嗽等症状，称为"伤风"；重者会发热。通过常用的按摩手法就可以达到缓解症状的效果。

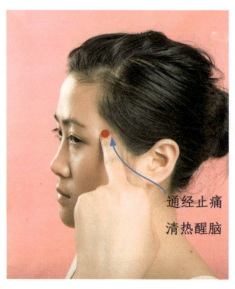

通经止痛
清热醒脑

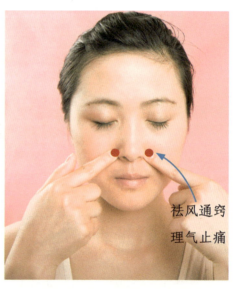

祛风通窍
理气止痛

　　被按摩者取坐位或仰卧，按摩者两手中指同时用力，按顺时针方向按揉太阳穴约2分钟，然后按逆时针方向按揉约2分钟，以局部出现酸、麻、胀感觉为佳。

　　被按摩者仰卧，按摩者用两手示指指腹同时用力，按顺时针方向按揉迎香穴约1分钟，然后按逆时针方向按揉约1分钟，以局部出现酸、麻、胀感觉为佳。

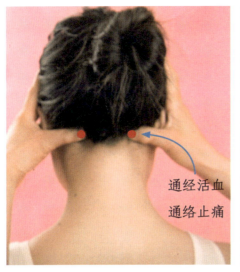

通经活血
通络止痛

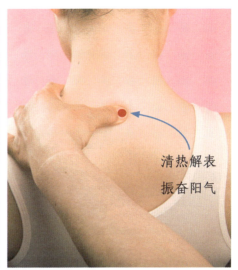

清热解表
振奋阳气

被按摩者取坐位，按摩者用拇指指腹或示指、中指两指并拢，用力环形揉按风池穴，同时被按摩者头部尽力向后仰，以局部出现酸、沉、重、胀感为宜。每次按揉10分钟，早、晚各按揉一次。

被按摩者取坐位、低头，按摩者站在被按摩者背后，用大拇指按顺时针方向按揉大椎穴约2分钟，然后按逆时针方向按揉约2分钟，以局部出现酸、麻、胀感觉为佳。

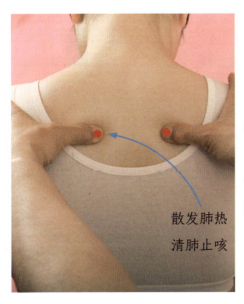

散发肺热
清肺止咳

被按摩者取坐位或俯卧，按摩者两手拇指同时用力，按顺时针方向按揉肺俞穴约2分钟，然后按逆时针方向按揉约2分钟，以局部出现酸、麻、胀感觉为佳。

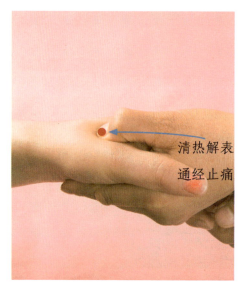

清热解表
通经止痛

按摩者用大拇指垂直向下按合谷穴，做一紧一按一揉一松地按压，按压的力量要慢慢加强，频率约为每分钟30次，按压穴位时以出现酸、麻、胀感觉为佳。

面部穴位

太阳穴： 在眉梢延长线与目外眦延长线的相交点。

迎香穴： 在鼻翼外缘中点旁，鼻唇沟中。

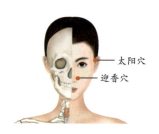

肩颈、背部穴位

风池穴： 在后头骨下两条大筋外缘陷窝中，与耳垂齐平处。

大椎穴： 坐位低头，脊柱上方突起的椎骨（第7颈椎）下缘凹陷处就是大椎穴。

肺俞穴： 在第3胸椎棘突下，旁开1.5寸。

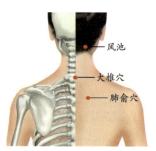

手部穴位

合谷穴： 拇、示指并拢，两指掌骨间有一肌肉隆起，隆起肌肉的顶端就是本穴。

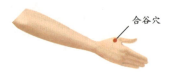

咳嗽

咳嗽是机体对侵入气道的病邪的一种保护性反应。古人以有声无痰为之咳，有痰无声为之嗽。临床上二者常并见，通称为咳嗽。根据发作时特点及伴随症状的不同，一般可以分为风寒咳嗽、风热咳嗽及风燥咳嗽3型。中医认为咳嗽病症的病位在肺，是肺失宣降，肺气上逆所致。在相关穴位按摩可以消除这种困扰。

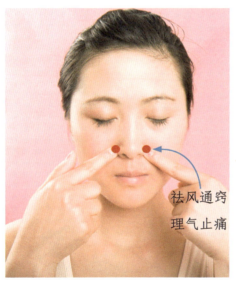

祛风通窍
理气止痛

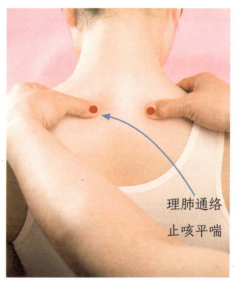

理肺通络
止咳平喘

被按摩者仰卧，按摩者两手示指指腹同时用力，按顺时针方向按揉迎香穴约1分钟，然后按逆时针方向按揉约1分钟，以局部出现酸、麻、胀感觉为佳。

被按摩者取坐位或俯卧，按摩者两手拇指按顺时针方向轻轻按揉大杼穴约2分钟，以局部发热为度。

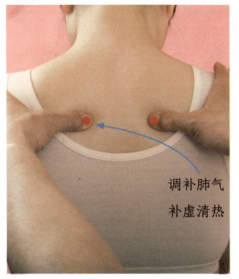

调补肺气
补虚清热

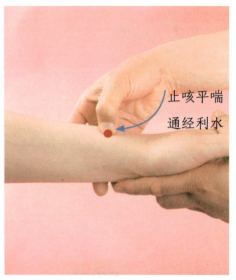

止咳平喘
通经利水

被按摩者取坐位或俯卧，按摩者两手拇指同时用力，按顺时针方向按揉肺俞穴约2分钟，然后按逆时针方向按揉约2分钟，以局部出现酸、麻、胀感觉为佳。

按摩者一手托住被按摩者的前臂，用另一手拇指轻揉列缺穴30秒，然后用拇指和示指掐按1分钟，以局部出现酸、麻、胀感觉为佳。

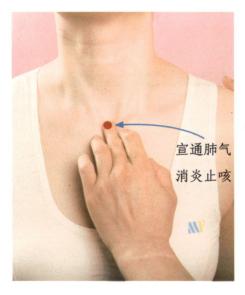

宣通肺气
消炎止咳

被按摩者取坐位，仰头，按摩者用中指点按天突穴约2分钟。

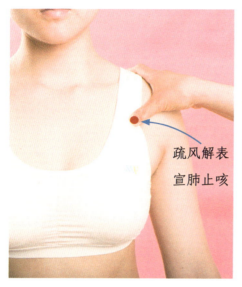

疏风解表
宣肺止咳

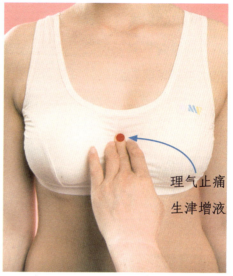

理气止痛
生津增液

被按摩者取坐位或仰卧，按摩者两手拇指轻轻按揉中府穴30秒，然后按顺时针方向按揉约2分钟，以局部出现酸、麻、胀感向肺部放射为佳。

被按摩者仰卧，按摩者用拇指或中指自下而上推膻中穴约2分钟，以局部出现酸、麻、胀感觉为佳。

头、胸部穴位

迎香穴： 在鼻翼外缘中点旁，鼻唇沟中。

天突穴： 在胸骨上窝的中央处。

中府穴： 在胸前壁的外上方，平第1肋间隙，距前正中线6寸。

膻中穴： 在两乳头连线的中点处。

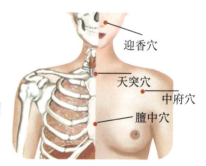

迎香穴
天突穴
中府穴
膻中穴

背部穴位

大杼穴： 在第一胸椎棘突下，旁开1.5寸。

肺俞穴： 在第三胸椎棘突下，旁开1.5寸。

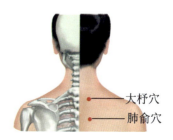

大杼穴
肺俞穴

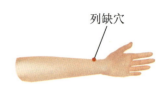

列缺穴

手部穴位

列缺穴： 两手虎口交叉，当示指尖所到凹陷处，便是列缺穴。

辅助穴位

上肢穴位

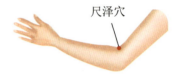

尺泽穴

尺泽穴： 尺泽穴位于肘横纹中，肱二头肌腱桡侧凹陷处。

下肢穴位

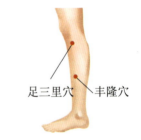

足三里穴　丰隆穴

足三里穴： 在外膝眼下3寸，用自己的掌心盖住自己的膝盖骨，五指朝下，中指尽处便是此穴。

丰隆穴： 丰隆穴在外踝尖上8寸，胫骨前嵴外2个中指宽的部位。

恶心呕吐

恶心呕吐是一种很复杂的反射活动，人体通过恶心呕吐可排除胃部不适及食物，从而对自己身体起到一定的保护作用。恶心呕吐是消化系统常见的症状。能够引起恶心呕吐的疾病通常有咽炎、扁桃体炎、胃炎、肝炎、胃溃疡、胆囊炎等消化道炎性疾病。另外，导致恶心呕吐的原因还有中毒及药物不良反应、中枢神经系统疾病，以及非疾病性的，如妊娠反应、晕车、过饱、过饿等，这些都会令人产生恶心呕吐的症状。按摩相关穴位能够调理胃肠和体质，可以消除恶心呕吐的症状。

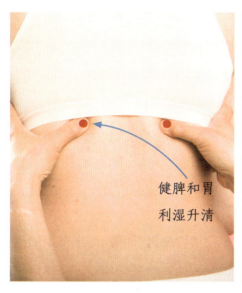

健脾和胃
利湿升清

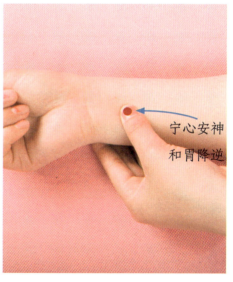

宁心安神
和胃降逆

被按摩者俯卧，按摩者用两手拇指按在脾俞穴上，其余四指附着在肋骨上，按揉约2分钟；或捏空拳揉擦脾俞穴30～50次，揉擦至局部有热感为佳。

按摩者左手托着被按摩者的前臂，右手拇指或示指点按内关穴约1分钟，以局部感到酸胀并向腕部和手放射为佳。

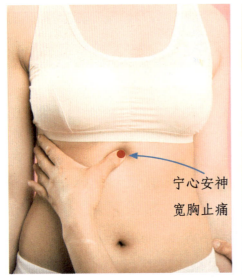

宁心安神
宽胸止痛

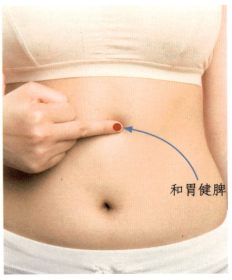

和胃健脾

被按摩者仰卧，按摩者用拇指按压巨阙穴约30秒，然后按顺时针方向按揉约2分钟，以局部感到酸胀并向整个腹部放射为佳。

被按摩者仰卧，按摩者用拇指或中指指腹按压中脘穴约30秒，然后按顺时针方向按揉约2分钟，以局部出现酸、麻、胀感觉为佳。

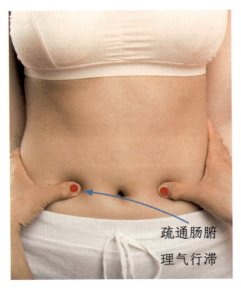

疏通肠腑
理气行滞

被按摩者仰卧，按摩者用拇指指腹按压天枢穴约30秒，然后按顺时针方向按揉约2分钟，以局部出现酸、麻、胀感觉为佳。

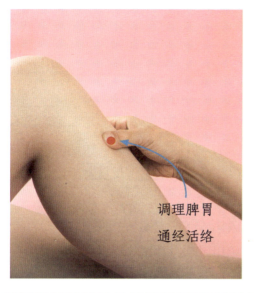

调理脾胃

通经活络

被按摩者膝盖稍弯曲，按摩者用拇指按顺时针方向按揉足三里穴约2分钟，然后按逆时针方向按揉约2分钟，以局部出现酸、麻、胀感觉为佳。

背部穴位

脾俞穴： 在第11胸椎棘突下，旁开1.5寸。

胸、腹部穴位

巨阙穴： 在胸剑联合下2寸。

中脘穴： 脐中央与胸骨体下缘两点之中央（脐中上4寸）即为本穴。

天枢穴： 在腹中部，距脐中2寸。

上肢穴位

内关穴： 仰掌，微屈腕关节，腕掌侧远端横纹上2寸，两条大筋之间即为本穴。

下肢穴位

足三里穴： 在外膝眼下3寸，用自己的掌心盖住自己的膝盖骨，五指朝下，中指尽处便是此穴。

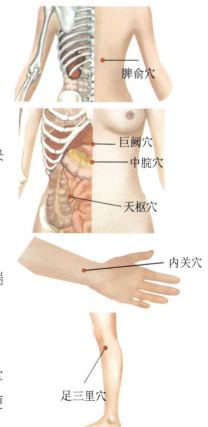

脾俞穴

巨阙穴

中脘穴

天枢穴

内关穴

足三里穴

呃逆

呃逆俗称"打嗝"，是指气逆上冲，喉间呃呃连声，声短而频繁，不能自制的一种病症，甚则妨碍谈话、咀嚼、呼吸、睡眠等。呃逆可单独发生，持续数分钟至数小时后不治而愈，但也有个别病例反复发生，虽经多方治疗仍迁延数月不愈。多在寒凉刺激，饮食过急、过饱，情绪激动，疲劳，呼吸过于深频等因素下引发。中医认为呃逆主要是饮食不节，正气亏虚，导致胃气上逆所致。按摩相关穴位可以和胃降逆、调气理膈，轻松解除呃逆。

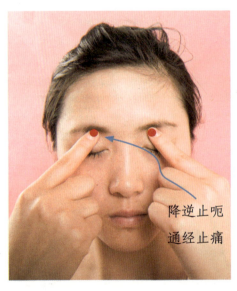

降逆止呃
通经止痛

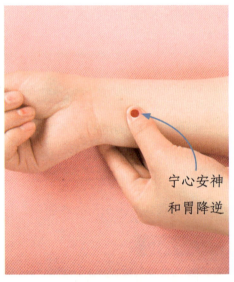

宁心安神
和胃降逆

被按摩者仰卧，按摩者坐于其头后，用双手拇指或示指斜向内上方轻轻点按止呃穴1分钟，以局部感到酸胀并能忍耐为佳。

按摩者左手托着被按摩者的前臂，右手拇指或示指点按内关穴约1分钟，以局部感到酸胀并向腕部和手放射为佳。

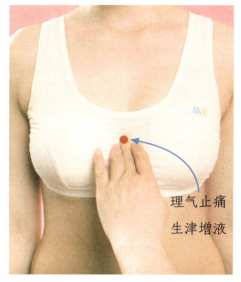

理气止痛
生津增液

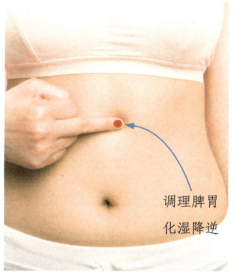

调理脾胃
化湿降逆

被按摩者仰卧，按摩者用拇指或中指自下而上推膻中穴约2分钟，以局部出现酸、麻、胀感觉为佳。

被按摩者仰卧，按摩者用拇指或中指指腹按压中脘穴约30秒，然后按顺时针方向按揉约2分钟，以局部出现酸、麻、胀感觉为佳。

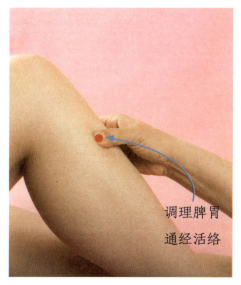

调理脾胃
通经活络

被按摩者膝盖稍弯曲，按摩者用拇指按顺时针方向按揉足三里穴约2分钟，然后按逆时针方向按揉约2分钟，以局部出现酸、麻、胀感觉为佳。

头面部穴位

止呃穴： 位于眼眶上缘内侧的凹陷处。

胸腹部穴位

膻中穴： 在两乳头连线的中点处。

中脘穴： 在脐中央与胸骨体下缘两点之中央（脐中上4寸）。

上肢穴位

内关穴： 仰掌，微屈腕关节，腕掌侧远端横纹上2寸，两条大筋之间即为本穴。

下肢穴位

足三里穴： 在外膝眼下3寸，用自己的掌心盖住自己的膝盖，五指朝下，中指尽处便是此穴。

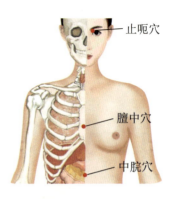

止呃穴

膻中穴

中脘穴

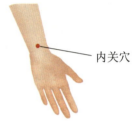

内关穴

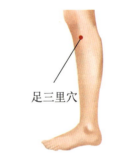

足三里穴

胃痛

胃痛在中医学中又称胃脘痛，是指上腹胃脘部近心窝处发生疼痛的病症。胃痛发生的原因有两类：一是由忧思恼怒，肝气失调，横逆犯胃所引起，故治法以疏肝、理气为主；二是由脾不健运，胃失和降而导致，宜用温通、补中等法，以恢复脾胃的功能。胃痛往往会出现食欲缺乏、胃部胀痛、恶心、泛酸等症状，尤其是吃些生冷食物或者天气转凉时会愈发明显。按摩相关穴位可有效缓解胃痛。

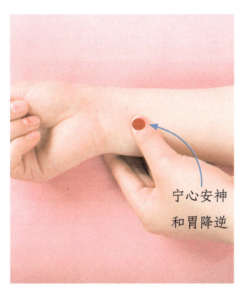

宁心安神
和胃降逆

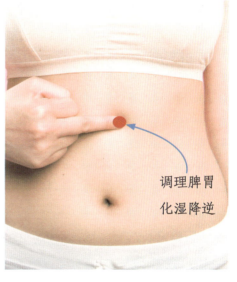

调理脾胃
化湿降逆

按摩者左手托着被按摩者的前臂，右手拇指或示指点按内关穴约1分钟，以局部感到酸胀并向腕部和手放射为佳。

被按摩者仰卧，按摩者用拇指或中指指腹按压中脘穴约30秒，然后按顺时针方向按揉约2分钟，以局部出现酸、麻、胀感觉为佳。

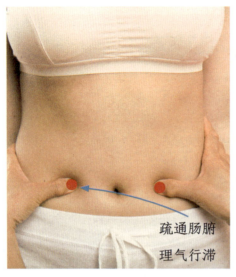

疏通肠腑
理气行滞

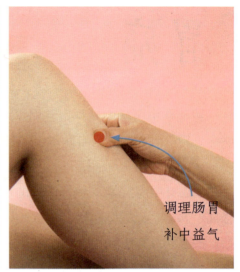

调理肠胃
补中益气

被按摩者仰卧，按摩者用拇指指腹按压天枢穴约30秒，然后按顺时针方向按揉约2分钟，以局部出现酸、麻、胀感觉为佳。

被按摩者膝盖稍弯曲，按摩者用拇指按顺时针方向按揉足三里穴约2分钟，然后按逆时针方向按揉约2分钟，以局部出现酸、麻、胀感觉为佳。

胸、腹部穴位

中脘穴： 在脐中央与胸骨体下缘两点之中央（脐中上4寸）即为本穴。

天枢穴： 在腹中部，距脐中2寸。

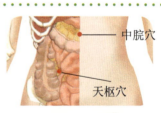

中脘穴

天枢穴

上肢穴位

内关穴： 仰掌，微屈腕关节，腕掌侧远端横纹上2寸，两条大筋之间即为本穴。

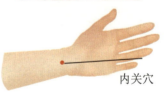

内关穴

下肢穴位

足三里穴： 在外膝眼下3寸，用自己的掌心盖住自己的膝盖骨，五指朝下，中指尽处便是此穴。

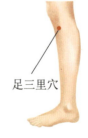

足三里穴

腹痛

腹痛几乎是每个人都曾经历过的一种痛苦，有不少人在发生腹痛时自觉或不自觉地做腹部按摩，这或多或少能产生减轻腹痛的感觉。当然，引起腹痛的原因很多，对其治疗应根据病情采取有针对性的医疗措施。按摩可以缓解任何原因引起的腹痛。对于消化不良、胃肠痉挛、腹部受凉、肠虫症、肠粘连等所致的腹痛，用按摩治疗，其效果甚为理想。对某些急腹症所致的腹痛，按摩可能不宜用作为主要的治疗措施，但可以用其缓解令人难受的腹痛，而且简便易行，见效迅速。

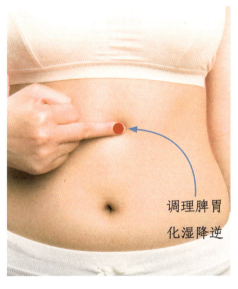

调理脾胃
化湿降逆

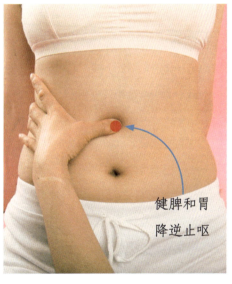

健脾和胃
降逆止呕

被按摩者仰卧，按摩者用拇指或中指指腹按压中脘穴约30秒，然后按顺时针方向按揉约2分钟，以局部出现酸、麻、胀感觉为佳。

被按摩者仰卧，按摩者用拇指指腹按压下脘穴约30秒，然后按顺时针方向按揉约2分钟，以局部出现酸、麻、胀感觉为佳。

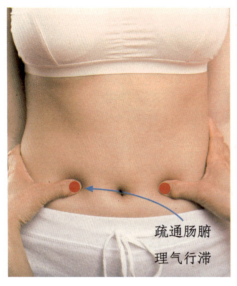

疏通肠腑
理气行滞

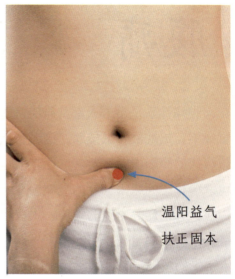

温阳益气
扶正固本

被按摩者仰卧，按摩者用拇指指腹按压天枢穴约30秒，然后按顺时针方向按揉约2分钟，以局部出现酸、麻、胀感觉为佳。

被按摩者仰卧，按摩者用拇指指腹按压气海穴约30秒，然后按顺时针方向按揉约2分钟，以局部出现酸、麻、胀感觉为佳。

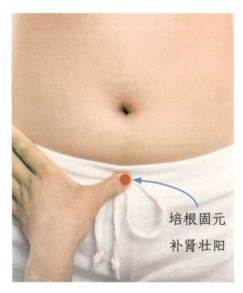

培根固元
补肾壮阳

被按摩者仰卧，按摩者用拇指指腹轻轻点按关元穴约2分钟，以局部出现酸、麻、胀感觉为佳。

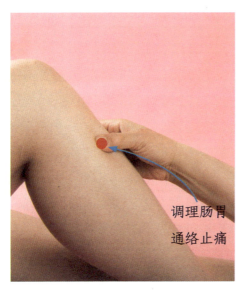

调理肠胃
通络止痛

被按摩者膝盖稍弯曲，按摩者用拇指按顺时针方向按揉足三里穴约2分钟，然后按逆时针方向按揉约2分钟，以局部出现酸、麻、胀感觉为佳。

腹部穴位

中脘穴： 在脐中央与胸骨体下缘两点之中央（脐中上4寸）。

下脘穴： 在上腹部，前正中线上，脐中上2寸。

天枢穴： 在腹中部，距脐中2寸。

气海穴： 在下腹部，前正中线上，脐中下1.5寸。

关元穴： 在下腹部，前正中线上，脐中下3寸。

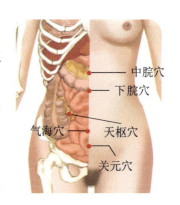

中脘穴
下脘穴
气海穴　天枢穴
关元穴

下肢穴位

足三里穴： 在外膝眼下3寸，用自己的掌心盖住自己的膝盖骨，五指朝下，中指尽处便是此穴。

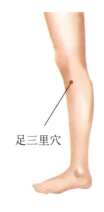

足三里穴

慢性腹泻

慢性腹泻属于功能性腹泻，指的是肠功能紊乱引起的腹泻，包括结肠过敏、情绪性、消化不良引起的腹泻。临床上可见大便次数增多，夹杂未消化的食物，食欲缺乏，偶有腹痛，重者长期大便溏薄，下利脓血，少腹疼痛，里急后重，久治不愈，体格消瘦，遇气候变化、饮食不调、饮酒即发。身乏无力，面色萎黄，渴而不欲饮，脉细数无力；舌苔白腻，舌尖红等。按摩相关穴位可以缓解此病。

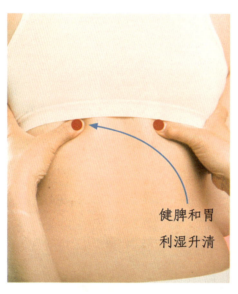

健脾和胃
利湿升清

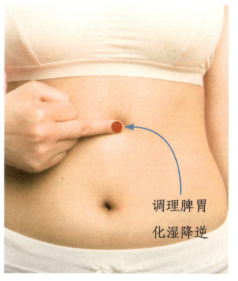

调理脾胃
化湿降逆

被按摩者俯卧，按摩者用两手拇指按在脾俞穴上，其余四指附着在肋骨上，按揉约2分钟；或捏空拳揉擦脾俞穴30～50次，揉擦至局部有热感为佳。

被按摩者仰卧，按摩者用拇指或中指指腹按压中脘穴约30秒，然后按顺时针方向按揉约2分钟，以局部出现酸、麻、胀感觉为佳。

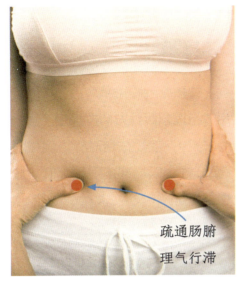

疏通肠腑
理气行滞

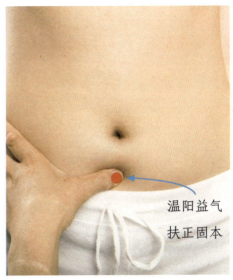

温阳益气
扶正固本

　　被按摩者仰卧，按摩者用拇指指腹按压天枢穴约30秒，然后按顺时针方向按揉约2分钟，以局部出现酸、麻、胀感觉为佳。

　　被按摩者仰卧，按摩者用拇指指腹按压气海穴约30秒，然后按顺时针方向按揉约2分钟，以局部出现酸、麻、胀感觉为佳。

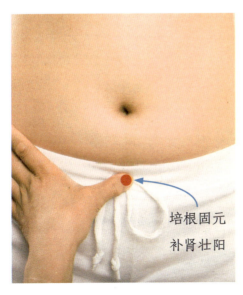

培根固元
补肾壮阳

　　被按摩者仰卧，按摩者用拇指指腹轻轻点按关元穴约2分钟，以局部出现酸、麻、胀感觉为佳。

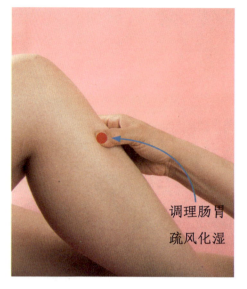

调理肠胃
疏风化湿

被按摩者膝盖稍弯曲，按摩者用拇指按顺时针方向按揉足三里穴约2分钟，然后按逆时针方向按揉约2分钟，以局部出现酸、麻、胀感觉为佳。

背部穴位

脾俞穴： 在第11胸椎棘突下，旁开1.5寸。

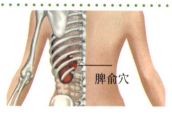

脾俞穴

腹部穴位

中脘穴： 在脐中央与胸骨体下缘两点之中央（脐中上4寸）。

天枢穴： 在腹中部，距脐中2寸。

气海穴： 在下腹部，前正中线上，脐中下1.5寸。

关元穴： 在下腹部，前正中线上，脐中下3寸。

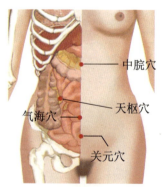

中脘穴

天枢穴

气海穴

关元穴

下肢穴位

足三里穴： 在外膝眼下3寸，用自己的掌心盖住自己的膝盖骨，五指朝下，中指尽处便是此穴。

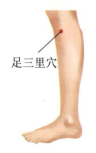

足三里穴

高血压

高血压是以体循环动脉血压增高为主要临床特征，并伴有血管、心、脑、肾等器官病理性改变的全身性疾病。成年人收缩压在140mmHg以上，和（或）舒张压在90mmHg以上，排除继发性高血压，并伴有头痛、头晕、耳鸣、健忘、失眠、心跳加快等症状，即可确诊为高血压病。中医认为高血压病与肾、肝密切相关，按摩相关穴位可以通畅气血，疏导经络，从而达到降压的效果。

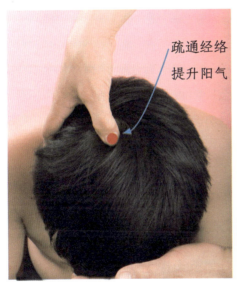

疏通经络
提升阳气

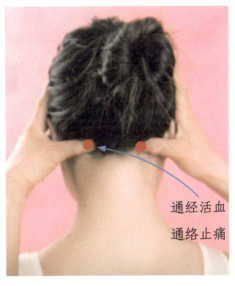

通经活血
通络止痛

被按摩者取坐位，按摩者用拇指按压百会穴约30秒，按顺时针方向按揉约1分钟，然后按逆时针方向按揉约1分钟，以局部出现酸、麻、胀感向头部四周放射为佳，每日2～3次。

被按摩者取坐位，按摩者用拇指指腹或示指、中指两指并拢，用力环形揉按风池穴，同时被按摩者头部尽力向后仰，以局部出现酸、沉、重、胀感为宜。每次按揉10分钟，早、晚各按揉一次。

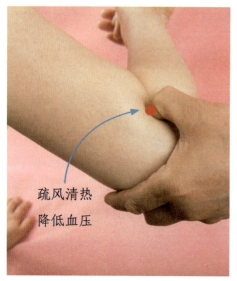

疏风清热
降低血压

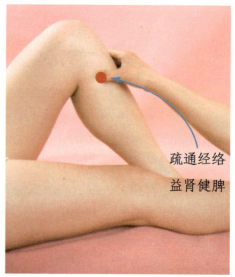

疏通经络
益肾健脾

按摩者一手托着被按摩者的手臂，另一手拇指按顺时针方向按揉曲池穴约2分钟，然后按逆时针方向按揉约2分钟，左右手交替进行，以局部出现酸、麻、胀感为佳。

被按摩者坐位或仰卧，膝盖稍弯曲，按摩者用拇指按顺时针方向按揉阴陵泉穴约2分钟，然后按逆时针方向按揉约2分钟，以局部出现酸、麻、胀感觉为佳。

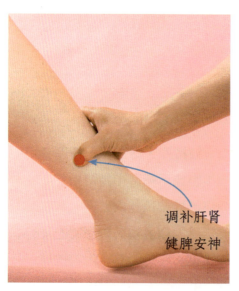

调补肝肾
健脾安神

被按摩者仰卧，按摩者用拇指按顺时针方向按揉三阴交穴约2分钟，然后按逆时针方向按揉约2分钟，以局部出现酸、麻、胀感觉为佳。

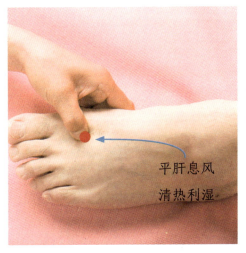

平肝息风
清热利湿

　　按摩者一手托着按摩者的足部，另一手拇指点按太冲穴约30秒，按顺时针方向按揉约1分钟，然后按逆时针方向按揉约1分钟，以局部出现酸、麻、胀感为佳。

头、颈部穴位

　　百会穴： 在头顶的正中线和两耳尖连线的交点处，也就是在头顶的正中心。

　　风池穴： 在后头骨下两条大筋外缘陷窝中，与耳垂齐平处。

上肢穴位

　　曲池穴： 在屈肘时，肘横纹外侧端凹陷处。

下肢穴位

　　阴陵泉穴： 坐位，用拇指沿小腿内侧骨内缘由下往上推，至拇指抵膝关节下时，胫骨向内上弯曲之凹陷即为本穴。

　　三阴交穴： 在小腿内侧，内踝尖上3寸，胫骨内侧缘后方。

　　太冲穴： 坐位，在脚背沿着第一趾和第二趾间的横纹向上推，有一凹陷处就是太冲穴。

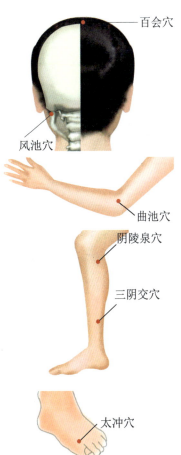

百会穴

风池穴

曲池穴

阴陵泉穴

三阴交穴

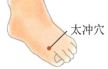

太冲穴

低血压

低血压是指收缩压低于90mmHg，舒张压低于60mmHg，患者常常表现为头晕、耳鸣、目眩、疲倦、四肢酸软无力、食欲缺乏、足凉、自汗、盗汗等症状的疾病。中医认为造成低血压的原因是脾肾两亏、气血不足、清阳不升、血不上荣、髓海空虚，治疗以补肾益精、补益气血为原则。现代医学认为，低血压与内分泌系统失调及遗传因素有关。低血压治疗方法除了生活方式干预和药物外，还包括按摩治疗。按摩相关穴位能促进血液循环，益气补阴，健脾补肾，改善脏腑功能。

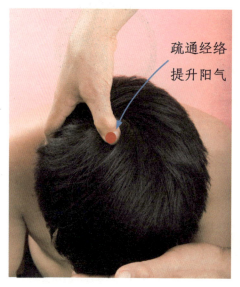

疏通经络
提升阳气

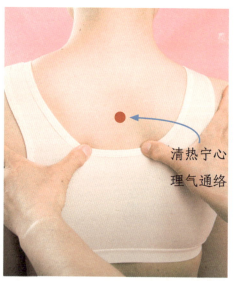

清热宁心
理气通络

被按摩者取坐位，按摩者用拇指按压百会穴约30秒，按顺时针方向按揉约1分钟，然后按逆时针方向按揉约1分钟，以局部出现酸、麻、胀感向头部四周放射为佳，每日2～3次。

被按摩者俯卧，按摩者站于一旁，拇指或中指腹按顺时针方向按揉心俞穴约2分钟，然后按逆时针方向按揉约2分钟，以局部出现酸、麻、胀感觉为佳。

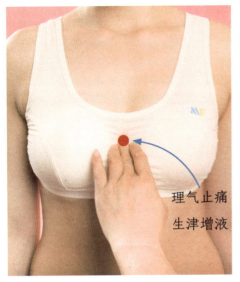

理气止痛
生津增液

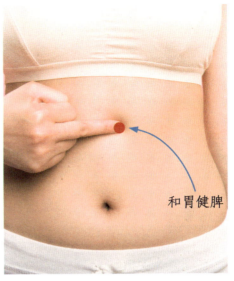

和胃健脾

被按摩者仰卧，按摩者用拇指或中指自下而上推膻中穴约2分钟，以局部出现酸、麻、胀感觉为佳。

被按摩者仰卧，按摩者用拇指或中指指腹按压中脘穴约30秒，然后按顺时针方向按揉约2分钟，以局部出现酸、麻、胀感觉为佳。

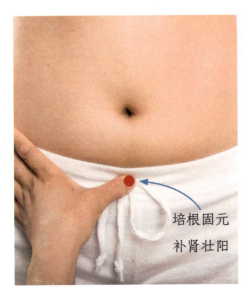

培根固元
补肾壮阳

被按摩者仰卧，按摩者用拇指指腹轻轻点按关元穴约2分钟，以局部出现酸、麻、胀感觉为佳。

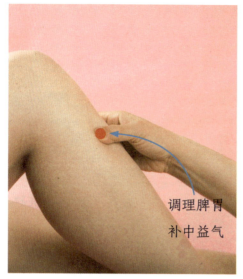

调理脾胃
补中益气

被按摩者膝盖稍弯曲，按摩者用拇指按顺时针方向按揉足三里穴约2分钟，然后按逆时针方向按揉约2分钟，以局部出现酸、麻、胀感觉为佳。

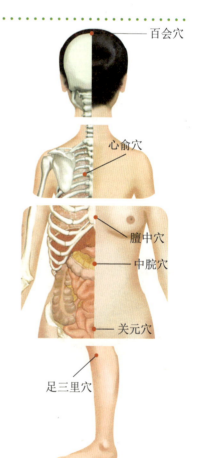

百会穴
心俞穴
膻中穴
中脘穴
关元穴
足三里穴

头部穴位

百会穴： 在头顶的正中线和两耳尖连线的交点处，也就是在头顶的正中心。

背部穴位

心俞穴： 在第5胸椎棘突下，旁开1.5寸。

胸、腹部

膻中穴： 在两乳头连线的中点处。

中脘穴： 在脐中央与胸骨体下缘两点之中央（脐中上4寸）。

关元穴： 在下腹部，前正中线上，脐中下3寸。

下肢穴位

足三里穴： 在外膝眼下3寸，用自己的掌心盖住自己的膝盖骨，五指朝下，中指尽处便是此穴。

慢性肝炎

　　慢性肝炎是指由乙、丙、丁型肝炎病毒引起的，病程至少持续超过6个月的肝脏坏死和炎症。人患肝炎后，会产生一系列的临床症状，如全身乏力、不思饮食、腹胀、失眠、肌肉关节疼痛等。按摩可以使患者肌肉、皮肤毛细血管扩张，促进新陈代谢，提高肌肉耐力，促进消化道蠕动以增加食欲，提高免疫能力。事实上，一次全身的按摩，等于为患者做一次不消耗体力的被动运动。变静为动，以动代静，有利于肝炎患者康复。

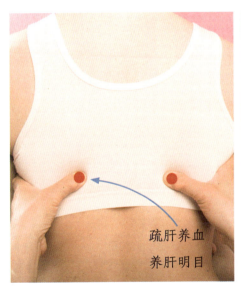

疏肝养血
养肝明目

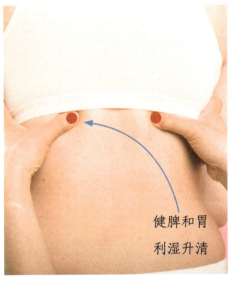

健脾和胃
利湿升清

　　被按摩者俯卧，按摩者站丁旁，用两手拇指指腹按顺时针方向按揉肝俞穴约2分钟，然后按逆时针方向按揉约2分钟，以局部出现酸、麻、胀感觉为佳。

　　被按摩者俯卧，按摩者用两手拇指按在脾俞穴上，其余四指附着在肋骨上，按揉约2分钟；或捏空拳揉擦脾俞穴30～50次，揉擦至局部有热感为佳。

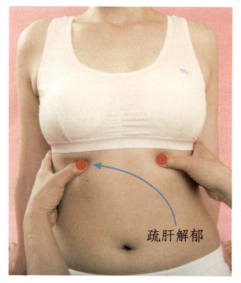

疏肝解郁

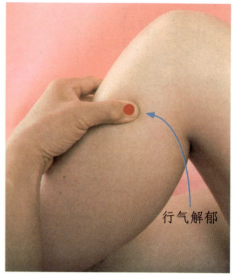

行气解郁

被按摩者仰卧，按摩者用手指缓缓按摩期门穴，按摩3~5秒之后让被按摩者吐气，吐气时放手，被按摩者吸气时再刺激穴道，如此反复，有酸麻的感觉才见效。可将中间三指并起来，以加大按摩面积。

被按摩者仰卧，按摩者站于一旁，用拇指指腹按顺时针方向按揉阳陵泉穴约2分钟，然后按逆时针方向按揉约2分钟，以局部出现酸、麻、胀感觉为佳。

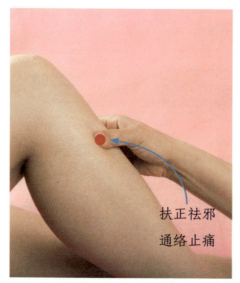

扶正祛邪
通络止痛

被按摩者膝盖稍弯曲，按摩者用拇指按顺时针方向按揉足三里穴约2分钟，然后按逆时针方向按揉约2分钟，以局部出现酸、麻、胀感觉为佳。

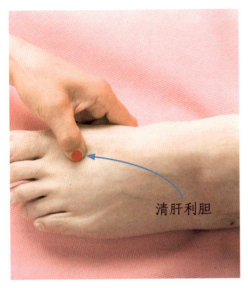

清肝利胆

　　按摩者一手托着被按摩者的足部，另一手拇指点按太冲穴约30秒，按顺时针方向按揉约1分钟，然后按逆时针方向再按揉约1分钟，以局部出现酸、麻、胀感为佳。

背部穴位

肝俞穴： 在第9胸椎棘突下，旁开1.5寸。

脾俞穴： 在第11胸椎棘突下，旁开1.5寸。

胸部穴位

期门穴： 由胸骨体下缘往下二横指的巨阙穴处画一条与地面平行的直线，然后再从两侧乳头画一条与之垂直的竖线，交点之处便是期门穴。

下肢穴位

阳陵泉穴： 在小腿外侧，当腓骨头前下方凹陷处。

足三里穴： 在外膝眼下3寸，用自己的掌心盖住自己的膝盖骨，五指朝下，中指尽处便是此穴。

太冲穴： 坐位，在脚背沿着第一趾和第二趾间的横纹向上推，有一凹陷处就是太冲穴。

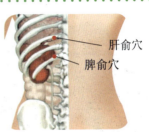

肝俞穴
脾俞穴

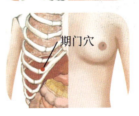

期门穴

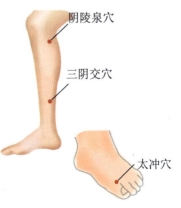

阴陵泉穴
三阴交穴
太冲穴

神经衰弱

神经衰弱是由于大脑神经活动长期处于紧张状态，导致大脑兴奋与抑制功能失调而产生的一组以精神易兴奋，脑力易疲劳，情绪不稳定等症状为特点的神经功能性障碍。正如《灵枢·邪客篇》所云："今厥气客于五脏六腑，则卫气独行于外，行于阳，不得入于阴。行于阳则阳气盛，阳气盛则阳跷陷，不得入于阴，阴虚，故不瞑。"可见，阴阳失和是神经衰弱的关键所在。掌握了下面的按摩方法，可以很好地缓解神经衰弱的症状。

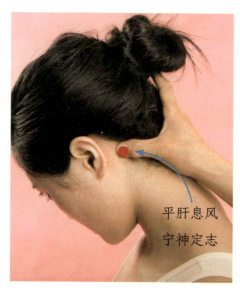

平肝息风
宁神定志

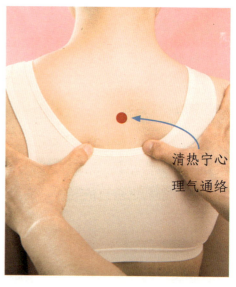

清热宁心
理气通络

被按摩者俯卧或取坐位，按摩者用双手拇指或中指指腹按顺时针方向按揉安眠穴约2分钟，然后按逆时针方向按揉约2分钟，以局部出现酸、麻、胀感觉为佳。

被按摩者俯卧，按摩者站于一旁，用拇指或中指指腹按顺时针方向按揉心俞穴约2分钟，然后按逆时针方向按揉约2分钟，以局部出现酸、麻、胀感觉为佳。

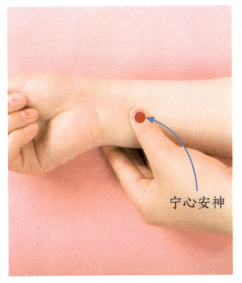

宁心安神

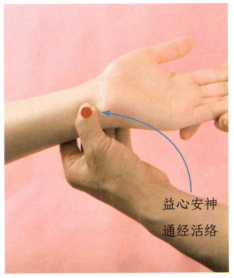

益心安神

通经活络

按摩者左手托着被按摩者的前臂，右手拇指或示指点按内关穴约1分钟，以局部感到酸胀并向腕部和手放射为佳。

按摩者站在被按摩者一侧，一手托着其前臂，用拇指点按神门穴大约1分钟，左右手交替进行，以局部出现酸、麻、胀感觉为佳。

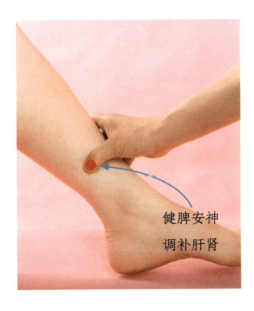

健脾安神

调补肝肾

被按摩者仰卧，按摩者用拇指按顺时针方向按揉三阴交穴约2分钟，然后按逆时针方向按揉约2分钟，以局部出现酸、麻、胀感觉为佳。

头、背部穴位

安眠穴： 耳垂后有一凹陷为翳风穴，在后头骨两条大筋外缘凹陷处，为风池穴，两个穴位连线的中点就是安眠穴。

心俞穴： 在第5胸椎棘突下，旁开1.5寸。

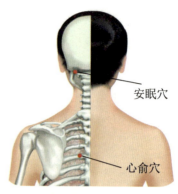

安眠穴

心俞穴

上肢穴位

神门穴： 腕掌侧横纹小指端，尺侧腕屈肌腱桡侧凹陷处。

内关穴： 仰掌，微屈腕关节，腕掌侧远端横纹上2寸，两条大筋之间即为本穴。

下肢穴位

三阴交穴： 在小腿内侧，内踝尖上3寸，胫骨内侧缘后方。

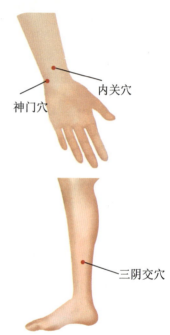

内关穴

神门穴

三阴交穴

变应性鼻炎

鼻炎指的是鼻腔黏膜和黏膜下组织的炎症。表现为充血或水肿，患者经常会出现鼻塞，流清水涕，鼻痒，喉部不适，咳嗽等症状。当鼻内出现炎症时，鼻腔内可以分泌大量的鼻涕。中医认为，引起变应性鼻炎（又称过敏性鼻炎）的原因有内外之分。内因主要是患者的脏腑功能失调，肺、脾、肾等脏器出现虚损。在此基础上，如果再加上感受风寒、邪气侵袭等外在因素就会发病。可采用按摩疗法，通过按摩鼻部、面部，以及耳部等有关穴位，改善鼻、面部、鼻甲部的血液循环，恢复鼻腔组织的生理功能。

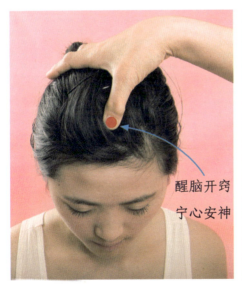

醒脑开窍
宁心安神

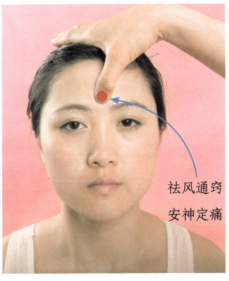

祛风通窍
安神定痛

被按摩者仰卧，按摩者用拇指按顺时针方向按揉上星穴约2分钟，然后按逆时针方向按揉约2分钟，以局部出现酸、麻、胀感觉为佳。

被按摩者仰卧，按摩者用拇指从鼻子向额头方向推抹印堂穴约2分钟，以局部出现酸、麻、胀感觉为佳。

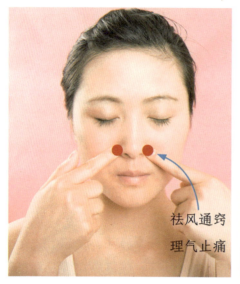

祛风通窍
理气止痛

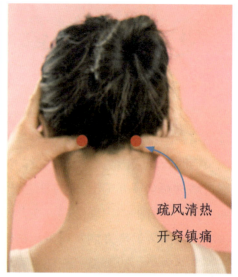

疏风清热
开窍镇痛

被按摩者仰卧，按摩者两手拇指或示指指腹同时用力，按顺时针方向按揉迎香穴约1分钟，然后按逆时针方向按揉约1分钟，以局部出现酸、麻、胀感觉为佳。

被按摩者取坐位，按摩者用拇指指腹或示指、中指两指并拢，用力环形揉按风池穴，同时被按摩者头部尽力向后仰，以局部出现酸、沉、重、胀感为宜。每次按揉10分钟，早、晚各按揉一次。

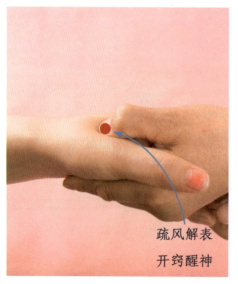

疏风解表
开窍醒神

按摩者用大拇指垂直往下按合谷穴，做一紧一按一揉一松的按压，按压的力量要慢慢加强，频率约为每分钟30次，按压穴位时以出现酸、麻、胀感觉为佳。

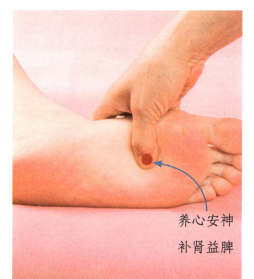

养心安神
补肾益脾

按摩者一手托着被按摩者的脚，另一手拇指从足跟通过涌泉穴搓向足尖约1分钟，然后按揉约1分钟，左右脚交替进行，以局部出现酸、麻、胀感为佳。

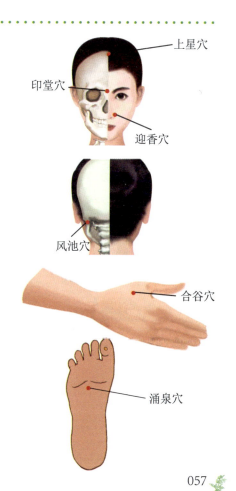

头颈部穴位

上星穴： 在前正中线，前发际直上1寸的位置。

印堂穴： 在额部，两眉头连线的中点。

迎香穴： 在鼻翼外缘中点旁，鼻唇沟中。

风池穴： 在后头骨下两条大筋外缘陷窝中，与耳垂齐平处。

手部穴位

合谷穴： 拇、示指并拢，两指掌骨间有一肌肉隆起，隆起肌肉的顶端就是本穴。

足部穴位

涌泉穴： 涌泉穴位于足底部，卷足时足前部凹陷处。

上星穴
印堂穴
迎香穴
风池穴
合谷穴
涌泉穴

辅助穴位

头颈部穴位

攒竹穴： 在面部，眉头凹陷中，额切迹处。

太阳穴： 眉梢延长线与目外眦延长线的相交点。

大椎穴： 坐位低头，脊柱上方突起的椎骨（第7颈椎）下缘凹陷处就是大椎穴。

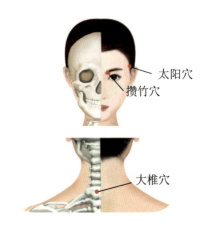

太阳穴

攒竹穴

大椎穴

上肢穴位

列缺穴： 两手虎口交叉，示指尖所到凹陷处，便是列缺穴。

曲池穴： 在屈肘时，肘横纹外侧端凹陷处。

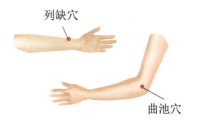

列缺穴

曲池穴

下肢穴位

足三里穴： 在外膝眼下3寸，用自己的掌心盖住自己的膝盖骨，五指朝下，中指尽处便是此穴。

三阴交穴： 在小腿内侧，内踝尖上3寸，胫骨内侧缘后方。

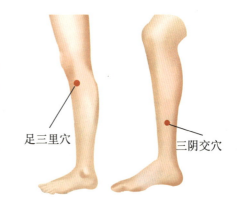

足三里穴

三阴交穴

牙痛

俗话说"牙痛不是病，痛起来要人命"。牙痛是口腔科牙齿疾病最常见的症状之一，其表现为牙龈红肿、遇冷热刺激痛、面颊部肿胀等。牙痛大多由牙龈炎、牙周炎、蛀牙或折裂牙而导致牙髓（牙神经）感染所引起。中医认为牙痛是由于外感风邪、胃火炽盛、肾虚火旺、虫蚀牙齿等原因所致。按摩相关穴位能够祛风泻火，通络止痛，从而改善症状。

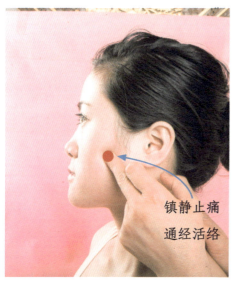

镇静止痛
通经活络

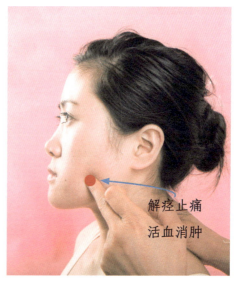

解痉止痛
活血消肿

用双手中指或示指指腹，放于同侧面部下关穴，适当用力按揉0.5～1分钟，以出现酸、麻、胀感觉为佳。

按摩者用双手拇指或中指指腹，放于被按摩者同侧面部颊车穴，适当用力，由轻渐重按压0.5～1分钟，以出现酸、麻、胀感觉为佳。

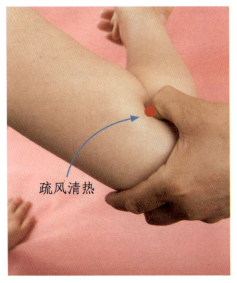

疏风清热

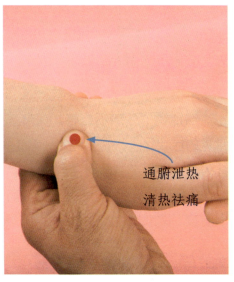

通腑泄热

清热祛痛

按摩者一手托着被按摩者的手臂，另一手拇指按顺时针方向按揉曲池穴约2分钟，然后按逆时针方向按揉约2分钟，左右手交替进行，以局部出现酸、麻、胀感为佳。

按摩者一手托着被按摩者腕部，用另一手点按阳溪穴30秒，随即按顺时针方向按揉约1分钟，然后按逆时针方向按揉约1分钟，以局部出现酸、麻、胀感觉为佳。

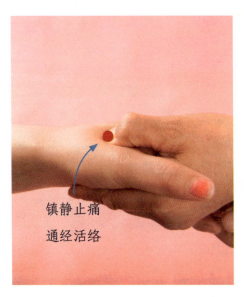

镇静止痛

通经活络

按摩者用大拇指垂直往下按合谷穴，做一紧一按一揉一松的按压，按压的力量要慢慢加强，频率约为每分钟30次，按压穴位时以出现酸、麻、胀感觉为佳。

头面部穴位

下关穴：下关穴在面部，耳前一横指，颧骨与下颌之间的凹陷处，张口时隆起。

颊车穴：上下齿用力咬紧，在隆起的咬肌高点处取穴。

上肢穴位

曲池穴：在屈肘时，肘横纹外侧端凹陷处。

阳溪穴：在手背横纹拇指侧，拇指向上翘起时，形成的凹陷就是阳溪穴。

合谷穴： 拇、示指并拢，两指掌骨间有一肌肉隆起，隆起肌肉的顶端就是本穴。

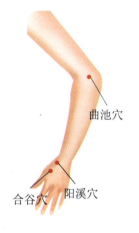

产后腰腹痛

产后腰腹痛指产妇分娩后出现的小腹和腰骶部疼痛，又叫作"儿枕痛"。其主要表现为分娩之后小腹或下腰部隐隐作痛，时痛时好，恶露不尽，严重的女性小腹疼痛剧烈，受凉后加重。按摩法对于气血不通、肾气不足、湿寒侵袭、过度劳累等原因造成的产后腰腹痛有较好的疗效。

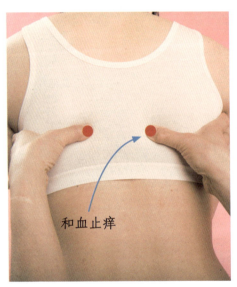

和血止痒

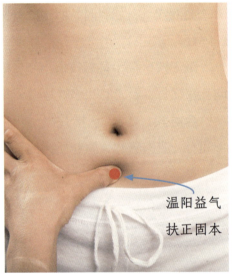

温阳益气
扶正固本

被按摩者俯卧，按摩者用两手拇指指腹同时用力，按顺时针方向按揉膈俞穴约2分钟，然后按逆时针方向按揉约2分钟，以局部出现酸、麻、胀感觉为佳。

被按摩者仰卧，按摩者用拇指指腹按压气海穴约30秒，然后按顺时针方向按揉约2分钟，以局部出现酸、麻、胀感觉为佳。

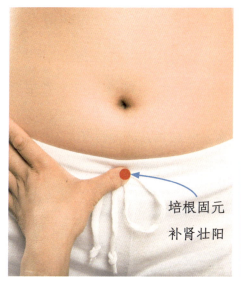

培根固元
补肾壮阳

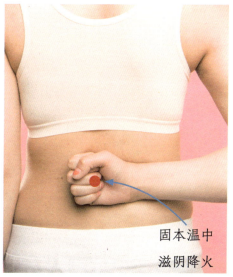

固本温中
滋阴降火

被按摩者仰卧，按摩者用拇指指腹轻轻点按关元穴约2分钟，以局部出现酸、麻、胀感觉为佳。

被按摩者俯卧，按摩者握拳，用掌指关节按顺时针方向按揉命门穴约2分钟，然后按逆时针方向按揉约2分钟，以局部出现酸、麻、胀感觉为佳。

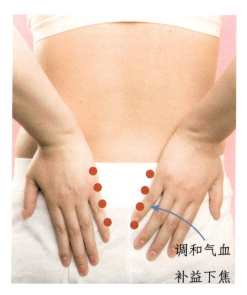

调和气血
补益下焦

被按摩者屈肘前俯，坐在矮凳上，按摩者立其侧，手掌伸直，用掌面着力，紧贴骶部两侧皮肤，自上向下连续不断地直线往返摩擦八髎穴5～10分钟。

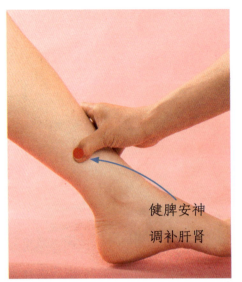

被按摩者仰卧，按摩者用拇指按顺时针方向按揉三阴交穴约2分钟，然后按逆时针方向按揉约2分钟，以局部出现酸、麻、胀感觉为佳。

健脾安神
调补肝肾

腹部

气海穴：在下腹部，前正中线上，脐中下1.5寸。

关元穴：在下腹部，前正中线上，脐中下3寸。

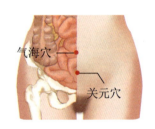

腰背部穴位

膈俞穴：在第7胸椎棘突下，正中线旁开1.5寸处。

命门穴：在腰部，当后正中线与脐水平线交叉点处。

八髎穴：上髎、次髎、中髎和下髎，左右共8个穴位，分别在第1、2、3、4骶后孔中，合称"八髎穴"。

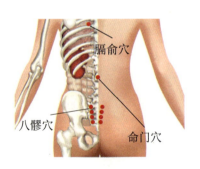

下肢穴位

三阴交穴：在小腿内侧，内踝尖上3寸，胫骨内侧缘后方。

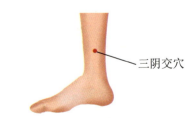

孕吐

孕吐是早孕反应的一种。妊娠以后，大约从第5周开始会发生孕吐。妊娠呕吐是一种正常的生理现象，它是由于女性怀孕后胃酸和消化酶的减少，使胃肠道正常的消化功能受到严重的影响，从而产生了头晕、恶心、呕吐、食欲缺乏等妊娠反应。通常情况下妊娠呕吐并不会给孕妇的身体健康造成影响，但为了避免给孕期女性造成不便，还是应当采取一些必要的按摩方法来缓解呕吐症状。按摩具有调胃行气、降逆止呕的功效，可改善妊娠期恶心呕吐、无法进食、神疲头晕等不适，还具有安胎的作用。

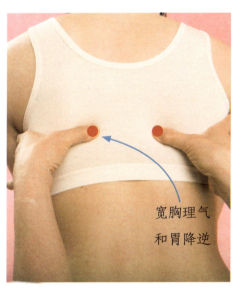

宽胸理气
和胃降逆

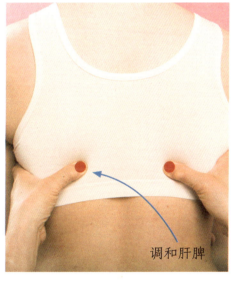

调和肝脾

被按摩者俯卧，按摩者用两手拇指指腹同时用力，按顺时针方向按揉膈俞穴约2分钟，然后按逆时针方向按揉约2分钟，以局部出现酸、麻、胀感觉为佳。

被按摩者俯卧，按摩者站下一旁，用两手拇指指腹按顺时针方向按揉肝俞穴约2分钟，然后按逆时针方向按揉约2分钟，以局部出现酸、麻、胀感觉为佳。

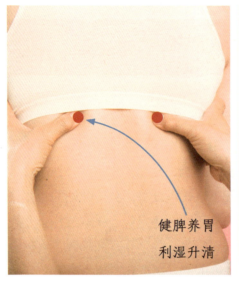

健脾养胃
利湿升清

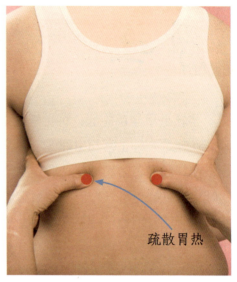

疏散胃热

被按摩者俯卧，按摩者用两手拇指按在脾俞穴上，其余四指附着在肋骨上，按揉约2分钟；或捏空拳揉擦脾俞穴30～50次，揉擦至局部有热感为佳。

被按摩者俯卧，按摩者用双手拇指重叠按压胃俞穴1分钟，再按顺时针方向按揉约1分钟，然后按逆时针方向按揉约1分钟，以局部出现酸、麻、胀感觉为佳。

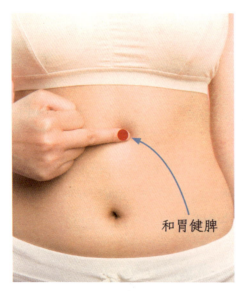

和胃健脾

被按摩者仰卧，按摩者用拇指或中指指腹按压中脘穴约30秒，然后按顺时针方向按揉约2分钟，以局部出现酸、麻、胀感觉为佳。

腰背部穴位

膈俞穴： 在第7胸椎棘突下，旁开1.5寸。

肝俞穴： 在第9胸椎棘突下，旁开1.5寸。

脾俞穴： 在第11胸椎棘突下，旁开1.5寸。

胃俞穴： 在第12胸椎棘突下，旁开1.5寸。

腹部

中脘穴： 脐中央与胸骨体下缘两点之中央（脐中上4寸）便是本穴。

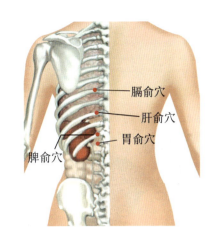

膈俞穴
肝俞穴
胃俞穴
脾俞穴

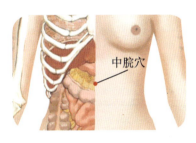

中脘穴

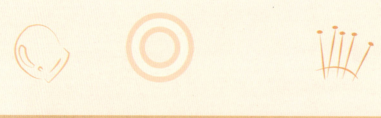
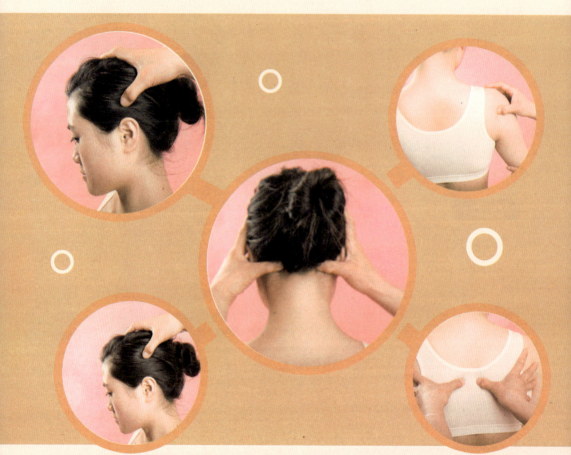
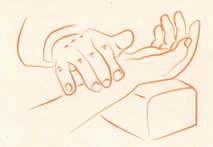

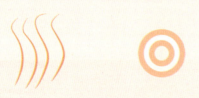

第三章

舒筋活络消除身体疼痛

风　寒　暑　湿

颈椎病

　　颈椎病又称颈椎综合征，是由于颈部长期劳损，颈椎及其周围软组织发生病理改变或骨质增生等，导致颈神经根、颈部脊髓、椎动脉及交感神经受到压迫或刺激而引起的一组复杂的综合征。多因风寒、外伤、劳损等因素造成，一般表现为颈僵，活动受限，一侧或两侧颈、肩、臂出现放射性疼痛，头痛头晕，肩、臂、指麻木，胸闷心悸等症状。通过推拿按摩可缓解局部肌肉痉挛，改善局部血液循环，加强颈部肌肉的力量，增加颈椎的稳定性，达到解除症状的目的，它适用于大多数的颈椎病患者。

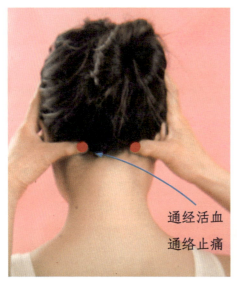

通经活血
通络止痛

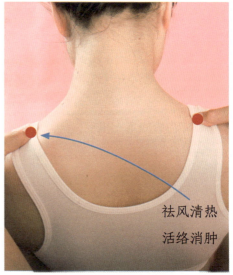

祛风清热
活络消肿

　　被按摩者取坐位，按摩者用拇指指腹或示指、中指两指并拢，用力环形揉按风池穴，同时被按摩者头部尽力向后仰，以局部出现酸、沉、重、胀感为宜。每次按揉10分钟，早、晚各按揉一次。

　　被按摩者取坐位，按摩者用双手拇指按压肩井穴大约1分钟，然后按揉约2分钟，以局部出现酸、麻、胀感觉为佳。

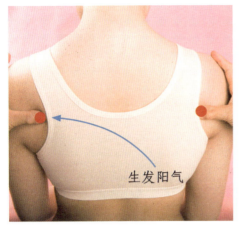

生发阳气

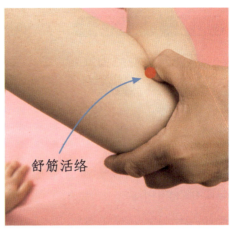

舒筋活络

被按摩者取坐位或俯卧，按摩者用两手拇指指腹按顺时针方向按揉天宗穴约1分钟，然后按逆时针方向按揉约1分钟，以局部出现酸、麻、胀感觉为佳。

按摩者一手托着被按摩者的手臂，另一手拇指按顺时针方向按揉曲池穴约2分钟，然后按逆时针方向按揉约2分钟，左右手交替进行，以局部出现酸、麻、胀感为佳。

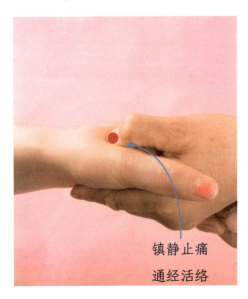

镇静止痛

通经活络

用大拇指垂直往下按合谷穴，做一紧一按一揉一松的按压，按压的力量要慢慢加强，频率约为每分钟30次，按压穴位时以出现酸、麻、胀感觉为佳。

肩颈、背部穴位

风池穴：在后头骨下两条大筋外缘陷窝中，与耳垂齐平处。

肩井穴：在大椎与肩峰端连线的中点。

天宗穴：在冈下窝中央凹陷处，与第4胸椎相平。

上肢穴位

曲池穴：屈肘时，肘横纹外侧端凹陷处。

合谷穴：拇、示指并拢，两指掌骨间有一肌肉隆起，隆起肌肉的顶端就是本穴。

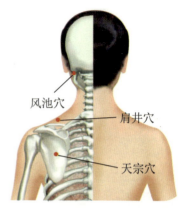

风池穴
肩井穴
天宗穴
曲池穴

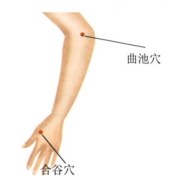

合谷穴

肩周炎

肩周炎又称漏肩风、五十肩、冻结肩，是以肩关节疼痛和活动不便为主要症状的常见病症。早期肩关节呈阵发性疼痛，常因天气变化及劳累而诱发，以后逐渐发展为持续性疼痛，并逐渐加重，昼轻夜重，夜不能寐，不能向患侧侧卧，肩关节向各个方向的主动和被动活动均受限。肩部受到牵拉时，可引起剧烈疼痛。肩关节可有广泛压痛，并向颈部及肘部放射，还可出现不同程度的三角肌的萎缩。中医认为肩周炎的发病与气血不足，外感风寒湿及闪挫劳伤有关，伤及肩周筋脉，致使气血不通，遂生骨痹。推拿按摩配合肩关节功能锻炼治疗肩关节周围炎疗效显著。推拿按摩可改善患部的血液循环，加速渗出物的吸收，起到通络止痛的作用；功能锻炼可以松解粘连，滑利关节，以促进肩关节功能的恢复，两者相得益彰。

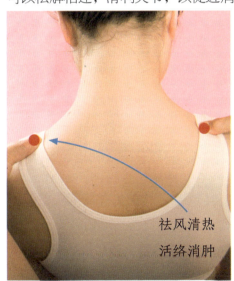

祛风清热
活络消肿

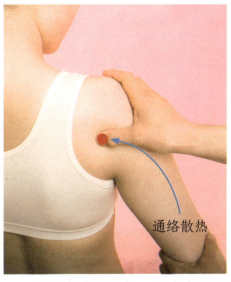

通络散热

被按摩者取坐位，按摩者用双手拇指按压肩井穴大约1分钟，然后按揉约2分钟，以局部出现酸、麻、胀感觉为佳。

被按摩者取坐位，按摩者用双手拇指按压肩贞穴大约1分钟，然后按揉约2分钟，以局部出现酸、麻、胀感觉为佳。

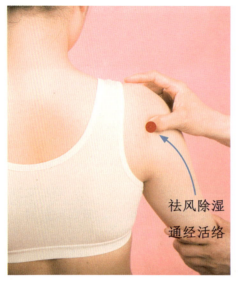

祛风除湿
通经活络

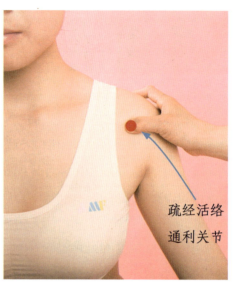

疏经活络
通利关节

被按摩者取坐位，按摩者用拇指按顺时针方向按揉肩髎穴约2分钟，然后按逆时针方向按揉约2分钟，以局部出现酸、麻、胀感觉为佳。

被按摩者取坐位，按摩者用拇指按顺时针方向按揉肩髃穴约2分钟，然后按逆时针方向按揉约2分钟，以局部出现酸、麻、胀感觉为佳。

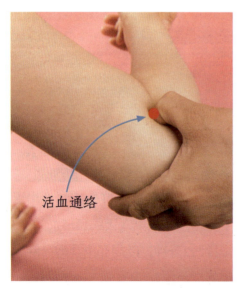

活血通络

按摩者一手托着被按摩者的手臂，另一手拇指按顺时针方向按揉曲池穴约2分钟，然后按逆时针方向按揉约2分钟，左右手交替进行，以局部出现酸、麻、胀感为佳。

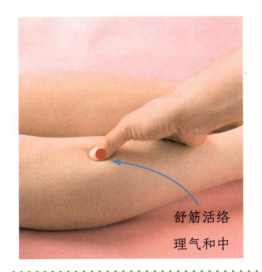

舒筋活络
理气和中

被按摩者仰卧位，按摩者用拇指按顺时针方向按揉条口穴约2分钟，然后按逆时针方向按揉约2分钟，以局部出现酸、麻、胀感觉为佳。

肩背部穴位

肩井穴： 在大椎与肩峰端连线的中点。

肩贞穴： 肩关节后下方，臂内收时，腋后纹头上1寸。

肩髎穴： 在肩部，肩髃后方，当臂外展时，于肩峰后下方呈现凹陷处。

肩部、上肢穴位

肩髃穴： 在肩部，三角肌上，臂外展，或向前平伸时，当肩峰前下方凹陷处。

曲池穴： 在屈肘时，肘横纹外侧端凹陷处。

下肢穴位

条口穴： 在小腿前外侧，当犊鼻下8寸，距胫骨前缘1横指。

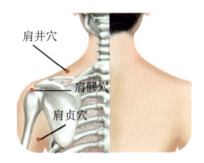

肩井穴
肩髎穴
肩贞穴

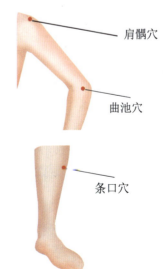

肩髃穴
曲池穴
条口穴

手臂疼痛

　　手、腕、肘、臂疼痛，有可能是软组织损伤、劳损所致。表现为疼痛、功能障碍、肌肉痉挛、畸形等。软组织损伤后可能出现的并发症有，血管舒缩功能紊乱引起的持久性局部发热和肿胀、营养性紊乱引起的肌萎缩、韧带松弛引起的关节不稳定、损伤性关节炎、关节周围骨化、关节内游离体等。按摩能调整机体气血阴阳、疏通气血、活血化瘀、消肿止痛。

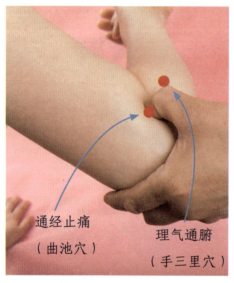

通经止痛
（曲池穴）

理气通腑
（手三里穴）

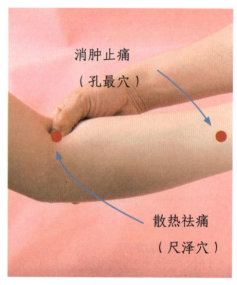

消肿止痛
（孔最穴）

散热祛痛
（尺泽穴）

　　按摩者一手托着被按摩者的手臂，另一手拇指按顺时针方向先按揉曲池穴2分钟，再按逆时针方向按揉2分钟；然后按顺时针方向按揉手三里穴约2分钟，接着按逆时针方向按揉约2分钟，左右手交替进行，以局部出现酸、麻、胀感为佳。

　　按摩者一手托着被按摩者的手臂，另一手拇指按顺时针方向先按揉尺泽穴2分钟，再按逆时针方向按揉2分钟；然后按顺时针方向按揉孔最穴约2分钟，接着按逆时针方向按揉约2分钟，左右手交替进行，以局部出现酸、麻、胀感为佳。

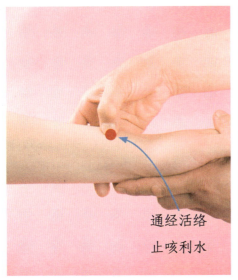

通经活络
止咳利水

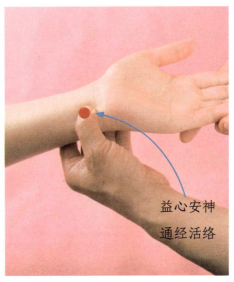

益心安神
通经活络

按摩者一手托住被按摩者的前臂，用另一手拇指轻揉列缺穴30秒，然后用拇指和示指掐按1分钟，以局部出现酸、麻、胀感觉为佳。

按摩者站在被按摩者一侧，一手托着其前臂，用拇指点按神门穴大约1分钟，左右手交替进行，以局部出现酸、麻、胀感觉为佳。

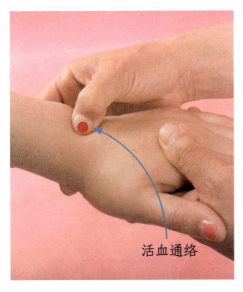

活血通络

按摩者用拇指点按被按摩者的阳池穴30秒，随即按顺时针方向按揉约1分钟，然后按逆时针方向按揉约1分钟，以局部出现酸、麻、胀感觉为佳。

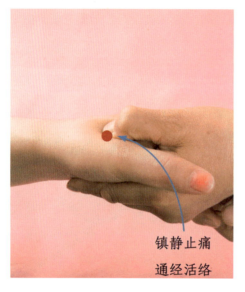

用大拇指垂直往下按合谷穴，做一紧一按一揉一松的按压，按压的力量要慢慢加强，频率约为每分钟30次，按压穴位时以出现酸、麻、胀感觉为佳。

镇静止痛
通经活络

上肢穴位

曲池穴： 在屈肘时，肘横纹外侧端凹陷处。

手三里穴： 在手背横纹拇指侧，拇指向上翘起时的凹洞就是阳溪穴。阳溪与曲池连线上，肘横纹下2寸就是手三里。

列缺穴： 两手虎口交叉，当示指尖所到凹陷处，便是列缺穴。

阳池穴： 在手背侧的腕横纹上，前对中指、无名指的指缝，有压痛。

尺泽穴： 在肘横纹中，肱二头肌腱桡侧凹陷处。

孔最穴： 腕掌侧横纹拇指端，桡动脉搏动处为太渊，当尺泽与太渊连线上，腕横纹上7寸就是孔最穴。

神门穴： 腕掌侧横纹小指端，尺侧腕屈肌腱桡侧凹陷处，握拳后前臂大筋内侧的位置。

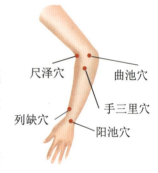

尺泽穴　曲池穴
列缺穴　手三里穴
　　　　阳池穴

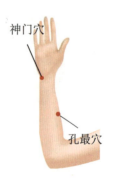

神门穴
孔最穴

腰肌劳损

腰肌劳损又称慢性腰痛，主要是指腰骶部肌肉、筋膜、韧带等软组织的慢性损伤而引起的慢性疼痛。临床表现为长期、反复发作的腰背疼痛，时轻时重；劳累负重后加剧，卧床休息后减轻；阴雨天加重，晴天减轻。肝肾不足，督脉空虚，经脉失养，风寒湿热邪气内侵，或跌仆损伤是其病因病机所在。按摩相关穴位可舒筋活血，温经通络，解痉止痛，对慢性腰肌劳损有很好的防治效果。

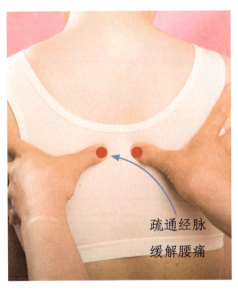

疏通经脉
缓解腰痛

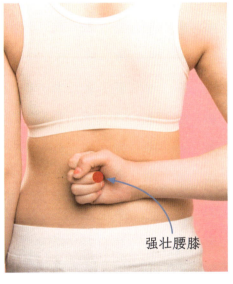

强壮腰膝

被按摩者俯卧，按摩者双手五指张开，用大拇指指端沿脊柱两侧的夹脊穴，从上到下点揉，次数根据被按摩者感觉来定。

被按摩者俯卧，按摩者握拳，用掌指关节按顺时针方向按揉命门穴约2分钟，然后按逆时针方向按揉约2分钟，以局部出现酸、麻、胀感觉为佳。

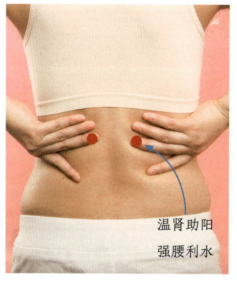

温肾助阳
强腰利水

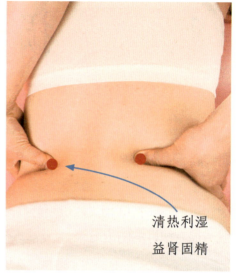

清热利湿
益肾固精

　　被按摩者俯卧，按摩者用双手拇指或示指重叠按压肾俞穴1分钟，再按顺时针方向按揉约1分钟，然后按逆时针方向按揉约1分钟，以局部出现酸、麻、胀感觉为佳。

　　被按摩者俯卧，按摩者用双手拇指按压志室穴1分钟，再按顺时针方向按揉约1分钟，然后按逆时针方向按揉约1分钟，以局部出现酸、麻、胀感觉为佳。

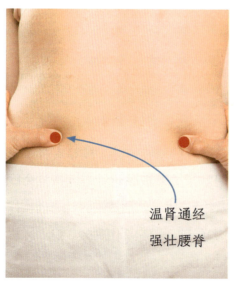

温肾通经
强壮腰脊

　　被按摩者俯卧，按摩者用双手拇指按压腰眼穴1分钟，再按顺时针方向按揉约1分钟，然后按逆时针方向按揉约1分钟，以局部出现酸、麻、胀感觉为佳。

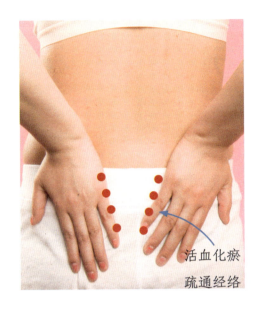

被按摩者屈肘前俯，坐在矮凳上，按摩者立其侧，手掌伸直，用掌面着力，紧贴骶部两侧皮肤，自上向下连续不断地直线往返摩擦八髎穴5～10分钟。

活血化瘀

疏通经络

腰背、臀骶部穴位

夹脊穴： 在腰背部，当第1胸椎至第5腰椎棘突下两侧，后正中线旁开0.5寸，一侧17穴。

命门穴： 在腰部，当后正中线与脐水平线交叉点处。

肾俞穴： 在第2腰椎（第2腰椎与肚脐平齐）棘突下，旁开1.5寸。

志室穴： 在第2腰椎棘突下，旁开3寸。

腰眼穴： 在第4腰椎棘突下，旁开约3.5寸凹陷中。

八髎穴： 上髎、次髎、中髎和下髎，左右共8个穴位，分别在第1、2、3、4骶后孔中，合称"八髎穴"。

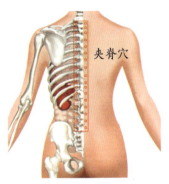

夹脊穴

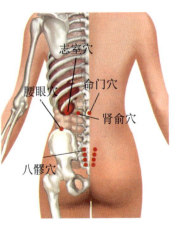

志室穴

腰眼穴

命门穴

肾俞穴

八髎穴

腕关节扭伤

腕部结构复杂、活动度大、常用力，所以损伤的机会也较多。腕部损伤大多由直接或间接暴力引起，亦有因腕关节长期反复操劳积累或超负荷过度劳累而引起，受直接或间接暴力撞击的必须排除腕骨骨折或尺、桡骨下端骨折。临床上腕关节的急性扭伤可见腕部肿胀疼痛，功能活动障碍，动辄加剧，局部压痛；慢性劳损者肿胀疼痛不明显，仅有乏力或不灵活感觉。按摩能松解粘连，解除痉挛，促进血肿消散，减轻疼痛，治疗腕关节的软组织损伤与劳损。

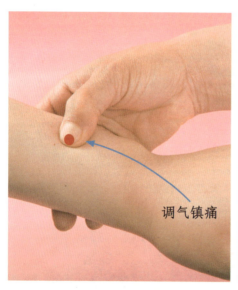

调气镇痛

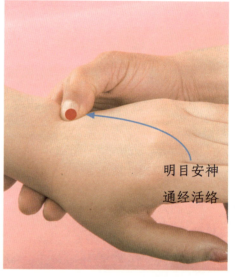

明目安神
通经活络

按摩者一手托着被按摩者前臂，用拇指点按外关穴30秒，随即按顺时针方向按揉约1分钟，然后按逆时针方向按揉约1分钟，以局部出现酸、麻、胀感觉为佳。

按摩者用拇指点按阳谷穴30秒，随即按顺时针方向按揉约1分钟，然后按逆时针方向按揉约1分钟，以局部出现酸、麻、胀感觉为佳。

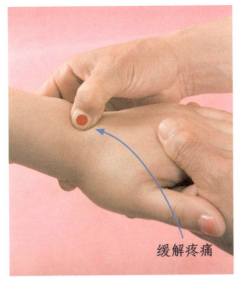

缓解疼痛

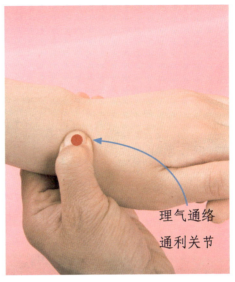

理气通络
通利关节

按摩者用拇指点按被按摩者的阳池穴30秒，随即按顺时针方向按揉约1分钟，然后按逆时针方向按揉约1分钟，以局部出现酸、麻、胀感觉为佳。

按摩者一手托着被按摩者腕部，用另一手点按阳溪穴30秒，随即按顺时针方向按揉约1分钟，然后按逆时针方向按揉约1分钟，以局部出现酸、麻、胀感觉为佳。

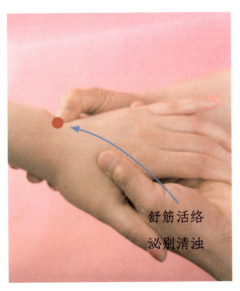

舒筋活络
泌别清浊

按摩者用拇指点按被按摩者的腕骨穴约1分钟，以局部出现酸、麻、胀感觉为佳，左右手交替进行。

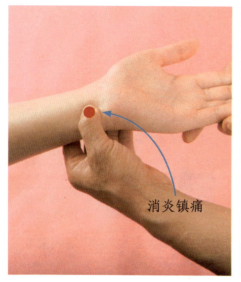

消炎镇痛

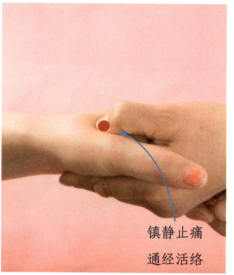

镇静止痛

通经活络

按摩者站在被按摩者一侧，一手托着其前臂，用拇指点按神门穴大约1分钟，左右手交替进行，以局部出现酸、麻、胀感觉为佳。

按摩者用大拇指垂直往下按合谷穴，做一紧一按一揉一松地按压，按压的力量要慢慢加强，频率约为每分钟30次，按压穴位时以出现酸、麻、胀感觉为佳。

上肢穴位

外关穴： 腕背横纹上2寸，在桡骨、尺骨之间的最凹陷处。

阳池穴： 在手背侧的腕横纹上，前对中指、无名指的指缝，有压痛。

阳溪穴： 在手背横纹拇指侧，拇指向上翘起时，形成的凹洞就是阳溪穴。

合谷穴： 拇、示指并拢，两指掌骨间有一肌肉隆起，隆起肌肉的顶端就是本穴。

阳谷穴： 在手腕尺侧，当尺骨茎突与

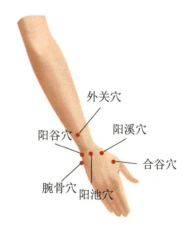

外关穴

阳谷穴　　阳溪穴

　　　　　　合谷穴

腕骨穴　阳池穴

三角骨之间的凹陷处。屈腕，在手背腕外侧摸到两骨结合部凹陷处即是。

腕骨穴： 当第5掌骨后端与钩骨所构成关节部上方的凹陷处。微握拳，沿小指外侧手掌赤白肉际向腕部推，遇到的第1个凹陷处，即为腕骨穴。

神门穴： 腕掌侧横纹小指端，尺侧腕屈肌腱桡侧凹陷处，握拳后前臂大筋内侧的位置。

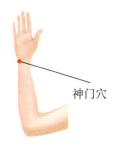

神门穴

踝关节扭伤

踝关节是人体的主要负重关节，踝关节周围韧带在保持踝关节的稳定性中发挥了重要的作用，因而也较易受到损伤。在外力作用下，关节骤然向一侧活动而超过其正常活动度时，引起关节周围软组织，如关节囊、韧带、肌腱等发生撕裂伤，称为关节扭伤。轻者仅有部分韧带纤维撕裂、重者可使韧带完全断裂或韧带及关节囊附着处的骨质撕脱，甚至发生关节脱位。中医认为，本病的发生是由于外伤等因素，使踝部的经脉受损，气血运行不畅，经络不通，气滞血瘀而致。按摩相关穴位可活血化瘀，消肿止痛。

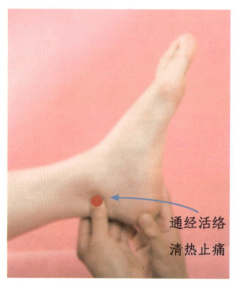

通经活络
清热止痛

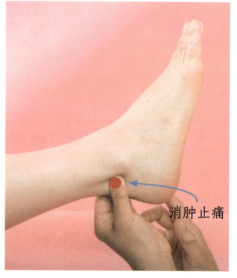

消肿止痛

按摩者用手握着被按摩者的踝部，用拇指点压太溪穴30秒，随即按顺时针方向按揉约1分钟，然后按逆时针方向按揉约1分钟，以局部出现酸、麻、胀感觉为佳。

按摩者用手握着被按摩者的踝部，用拇指指腹推按昆仑穴自上而下2分钟，以局部出现酸、麻、胀感觉为佳。

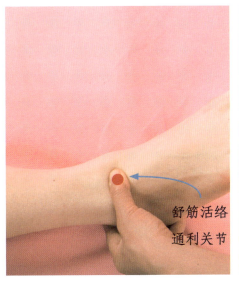

舒筋活络
通利关节

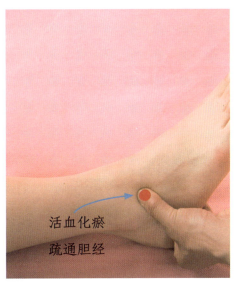

活血化瘀
疏通胆经

按摩者用手握着被按摩者的踝部，用拇指点压解溪穴约30秒，然后松开5秒，反复操作，直到出现酸、麻、胀感觉为止，左右手交替进行。

按摩者用手握着被按摩者的踝部，用拇指点压丘墟穴30秒，随即按顺时针方向按揉约1分钟，然后按逆时针方向按揉约1分钟，以局部出现酸、麻、胀感觉为佳。

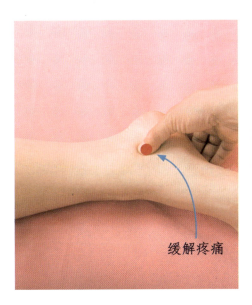

缓解疼痛

按摩者用手握着被按摩者的踝部，用拇指点压照海穴1分钟，随即按顺时针方向按揉约1分钟，然后按逆时针方向按揉约1分钟，以局部出现酸、麻、胀感觉为佳。

太溪穴：在足内侧，内踝尖与跟腱之间的凹陷处。

照海穴：在足内侧，内踝尖下方凹陷处。

解溪穴：在足背与小腿交界处的横纹中央凹陷中。

昆仑穴：在足外侧，外踝尖与跟腱之间的凹陷处。

丘墟穴：足外踝的前下方，趾长伸肌腱的外侧凹陷处。脚跟抬起，外踝前下方有一明显的凹陷，约在五趾四趾缝延伸处。

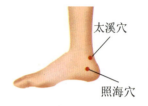

太溪穴

照海穴

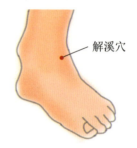

解溪穴

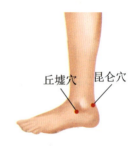

丘墟穴　昆仑穴

膝关节痛

膝关节是人体各种活动中负荷较大的关节之一，日常生活中的行、走、坐、卧、跑、跳等活动都离不了它，所以受损伤的机会也较多。膝关节疼痛时有发生，而这种疼痛往往被忽视或者被人们武断地认为是关节炎等病症。其实，导致膝关节疼痛的原因有很多。在日常生活中，多数关节疼痛并不是由外伤所引起的。关节长时间受凉和巨大的温差是导致关节疼痛的主要原因。尤其在秋天，冷暖交替之际，低温或巨大的温差会导致肌肉和血管收缩，引起膝关节疼痛。按摩相关穴位能通经活络，缓解疼痛。

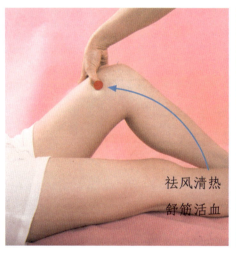

祛风清热
舒筋活血

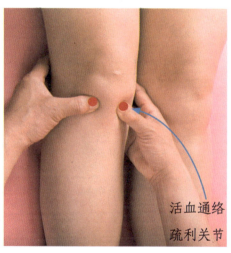

活血通络
疏利关节

按摩者用双手拇指按顺时针方向按揉血海穴约1分钟，然后按逆时针方向按揉约1分钟，以局部出现酸、麻、胀感觉为佳。按摩的时间最好选在每天上午9～11点，因为这个时段是脾经经气的旺时，人体阳气呈上升趋势，所以按揉此穴就可以达到最好的疗效。

按摩者用双手拇指点揉膝眼穴1分钟，以局部出现酸、麻、胀感觉为佳。

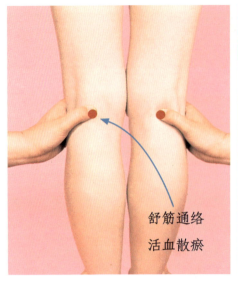

舒筋通络
活血散瘀

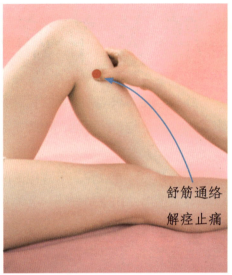

舒筋通络
解痉止痛

被按摩者俯卧，按摩者用两手拇指端按压其两侧的委中穴，力度以稍感酸痛为宜，一压一松为1次，连做10～20次。然后用两手拇指指端置于两侧委中穴处，顺、逆时针方向各揉10次。

被按摩者坐位或仰卧，膝盖稍弯曲，按摩者用拇指按顺时针方向按揉阴陵泉穴约2分钟，然后按逆时针方向按揉约2分钟，以局部出现酸、麻、胀感觉为佳。

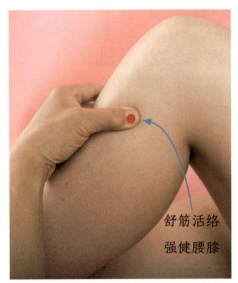

舒筋活络
强健腰膝

被按摩者仰卧，按摩者站于一旁，用拇指指腹按顺时针方向按揉阳陵泉穴约2分钟，然后按逆时针方向按揉约2分钟，以局部出现酸、麻、胀感觉为佳。

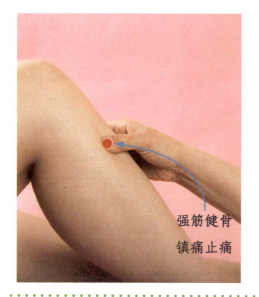

强筋健骨

镇痛止痛

被按摩者膝盖稍弯曲，按摩者用拇指按顺时针方向按揉足三里穴约2分钟，然后按逆时针方向按揉约2分钟，以局部出现酸、麻、胀感觉为佳。

下肢穴位

血海穴： 仰卧床上，用力蹬直下肢，髌骨内上缘上约二横指处鼓起之肌肉（股内收肌）的中点即为本穴。

阴陵泉穴： 坐位，用拇指沿小腿内侧骨内缘由下往上推，至拇指抵膝关节下时，胫骨向内上弯曲之凹陷即为本穴。

膝眼穴： 屈膝，在髌韧带两侧凹陷处，在内侧的称内膝眼，在外侧的称外膝眼。

委中穴： 膝盖里侧中央，腿屈曲时腘窝横纹的中点。

阳陵泉穴： 在小腿外侧，当腓骨头前下方凹陷处。

足三里穴： 在外膝眼下3寸，用自己的掌心盖住自己的膝盖骨，五指朝下，中指尽处便是此穴。

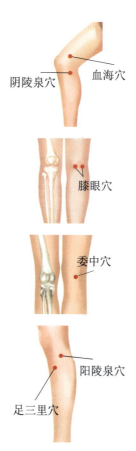

阴陵泉穴　血海穴

膝眼穴

委中穴

阳陵泉穴

足三里穴

急性腰扭伤

急性腰扭伤亦称"闪腰"，是较为常见的一种外伤，好发于下腰部。患者伤后立即出现腰部疼痛，呈持续性剧痛，次日可因局部出血、肿胀、腰痛更为严重；也有的只是轻微扭转一下腰部，当时并无明显痛感，但休息后次日感到腰部疼痛。腰部活动受限，不能挺直，俯、仰、扭转感到困难，咳嗽、喷嚏、大小便可使疼痛加剧。检查时局部肌肉紧张、压痛及牵引痛明显，但无瘀血现象。按摩的目的在于行气活血、舒筋通络、解痉止痛。伴有关节半脱位者，则应由专业医生以手法复位。

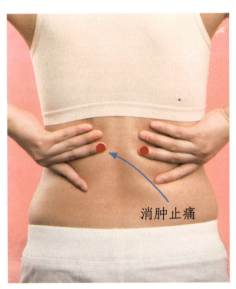

消肿止痛

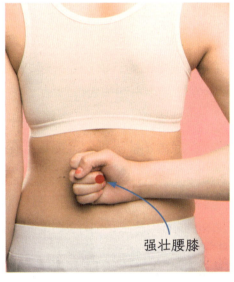

强壮腰膝

被按摩者俯卧，按摩者用双手拇指或示指按压肾俞穴1分钟，再按顺时针方向按揉约1分钟，随后按逆时针方向按揉约1分钟，以局部出现酸、麻、胀感觉为佳。

被按摩者俯卧，按摩者握拳，用掌指关节按顺时针方向按揉命门穴约2分钟，然后按逆时针方向按揉约2分钟，以局部出现酸、麻、胀感觉为佳。

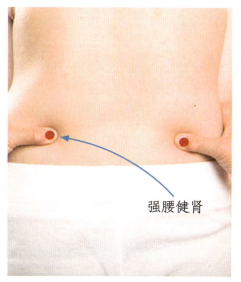

强腰健肾

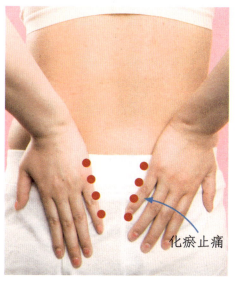

化瘀止痛

被按摩者俯卧，按摩者用双手拇指按压腰眼穴1分钟，再按顺时针方向按揉约1分钟，然后按逆时针方向按揉约1分钟，以局部出现酸、麻、胀感觉为佳。

被按摩者屈肘前俯，坐在矮凳上，按摩者立其侧，手掌伸直，用掌面着力，紧贴其骶部两侧皮肤，自上向下连续不断地直线往返摩擦八髎穴5～10分钟。

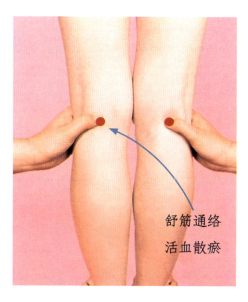

舒筋通络
活血散瘀

被按摩者俯卧，按摩者用两手拇指端按压其两侧的委中穴，力度以稍感酸痛为宜，一压一松为1次，连做10～20次。然后用两手拇指指端置于两侧委中穴处，顺、逆时针方向各揉10次。

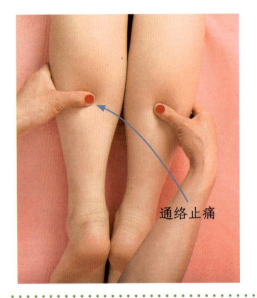

通络止痛

被按摩者俯卧，按摩者用两手拇指端点按其两侧的承山穴，力度以稍感酸痛为宜，一压一松为1次，连做10～20次。

腰背、臀骶部穴位

肾俞穴：在第2腰椎（第2腰椎与肚脐平齐）棘突下，旁开1.5寸。

命门穴：在腰部，当后正中线与脐水平线交叉点处。

腰眼穴：在第4腰椎棘突下，旁开约3.5寸凹陷中。

八髎穴：上髎、次髎、中髎和下髎，左右共8个穴位，分别在第1、2、3、4骶后孔中，合称"八髎穴"。

下肢穴位

委中穴：膝盖里侧中央，腿屈曲时腘窝横纹的中点。

承山穴：小腿后面正中，委中与昆仑之间，当伸直小腿或足跟上提时腓肠肌肌腹下出现尖角凹陷处。

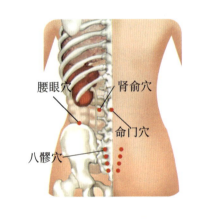

腰眼穴　　肾俞穴
命门穴
八髎穴

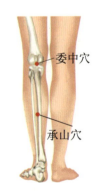

委中穴
承山穴

腰背痛

俗话说"腰背疼痛最难当，起步艰难步失常"，腰背疼痛影响之大由此可见一斑。腰背痛是常见的症状，内科、外科、神经科、妇科等疾病均能引起腰背痛，多由肌肉、骨骼、内脏疾病引起。按摩能调整机体气血阴阳，疏通气血、活血化瘀、消肿止痛，还可解除局部肌肉痉挛，促进局部血液、淋巴循环，改善皮肤肌肉的血液供应。

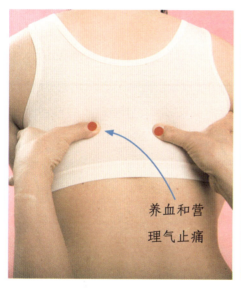

养血和营
理气止痛

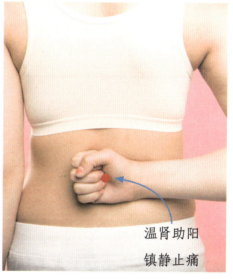

温肾助阳
镇静止痛

被按摩者俯卧，按摩者用两手拇指指腹同时用力，按顺时针方向按揉膈俞穴约2分钟，然后按逆时针方向按揉约2分钟，以局部出现酸、麻、胀感觉为佳。

被按摩者俯卧，按摩者握拳，用掌指关节按顺时针方向按揉命门穴约2分钟，然后按逆时针方向按揉约2分钟，以局部出现酸、麻、胀感觉为佳。

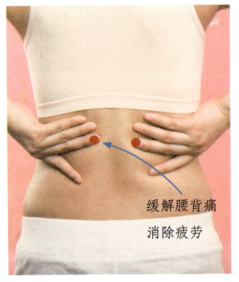

缓解腰背痛

消除疲劳

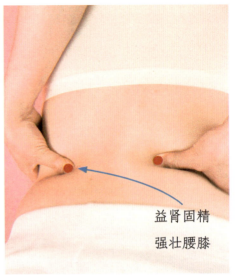

益肾固精

强壮腰膝

被按摩者俯卧，按摩者用双手拇指或示指按压肾俞穴1分钟，再按顺时针方向按揉约1分钟，然后按逆时针方向按揉约1分钟，以局部出现酸、麻、胀感觉为佳。

被按摩者俯卧，按摩者用双手拇指按压志室穴1分钟，再按顺时针方向按揉约1分钟，然后按逆时针方向按揉约1分钟，以局部出现酸、麻、胀感觉为佳。

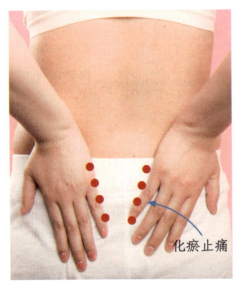

化瘀止痛

被按摩者屈肘前俯，坐在矮凳上，按摩者立其侧，手掌伸直，用掌面着力，紧贴其骶部两侧皮肤，自上向下连续不断地直线往返摩擦八髎穴5～10分钟。

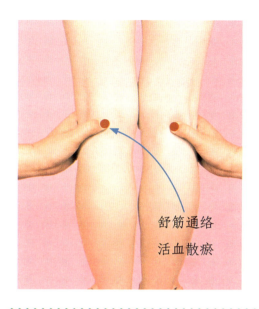

舒筋通络
活血散瘀

被按摩者俯卧，按摩者用两手拇指端按压其两侧的委中穴，力度以稍感酸痛为宜，一压一松为1次，连做10～20次。然后用两手拇指指端置于其两侧的委中穴处，顺、逆时针方向各揉10次。

腰背部穴位

膈俞穴： 在第7胸椎棘突下，正中线旁开1.5寸处。

命门穴： 在腰部，当后正中线与脐水平线交叉点处。

肾俞穴： 在第2腰椎（第2腰椎与肚脐平齐）棘突下，旁开1.5寸。

志室穴： 在第2腰椎棘突下，旁开3寸。

八髎穴： 上髎、次髎、中髎和下髎，左右共8个穴位，分别在第1、2、3、4骶后孔中，合称"八髎穴"。

下肢穴位

委中穴： 膝盖里侧中央，腿屈曲时腘窝横纹的中点。

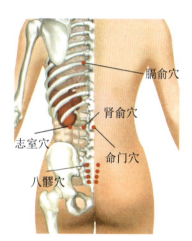

膈俞穴
肾俞穴
志室穴
命门穴
八髎穴

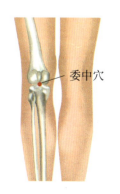

委中穴

痔

痔是指直肠末端黏膜下和肛管，肛缘皮肤下静脉丛血瘀滞，扩张屈曲所形成的静脉团。如发生在齿状线以上的叫内痔，在齿状线以下的叫外痔，内外均有的为混合痔。外痔在肛门边常有增生的皮瓣，发炎时疼痛；内痔便后可见出血，颜色鲜红，附在粪便外部。痔核可出现肿胀、疼痛、瘙痒、流水、出血等，大便时会脱出肛门。中医认为，痔的发生主要是由于饮食不节，燥热内生，下迫大肠，以及久坐、负重等，致血行不利而血液瘀积，热与血相搏，则气血纵横，筋脉交错，结滞不散。穴位按摩可使其缓解。

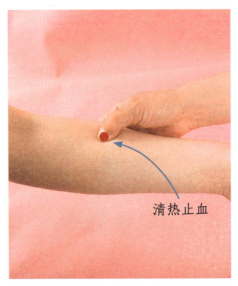

清热止血

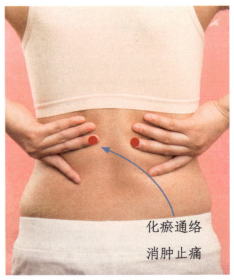

化瘀通络

消肿止痛

按摩者一手托着被按摩者的手臂，另一手拇指按顺时针方向按揉其孔最穴约2分钟，然后按逆时针方向按揉约2分钟，左右手交替进行，以局部出现酸、麻、胀感为佳。

被按摩者俯卧，按摩者用双手示指按压其肾俞穴1分钟，再按顺时针方向按揉约1分钟，然后按逆时针方向按揉约1分钟，以局部出现酸、麻、胀感觉为佳。

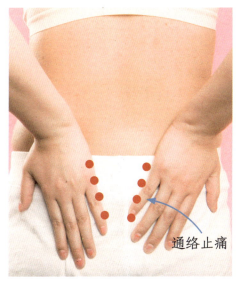

通络止痛

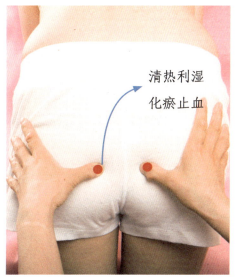

清热利湿
化瘀止血

被按摩者屈肘前俯，坐在矮凳上，按摩者立其侧，手掌伸直，用掌面着力，紧贴其骶部两侧皮肤，自上向下连续不断地直线往返摩擦八髎穴5～10分钟。

被按摩者俯卧，双腿分开，按摩者用拇指轻轻点按其会阳穴约2分钟，以局部出现酸、麻、胀感觉为佳。

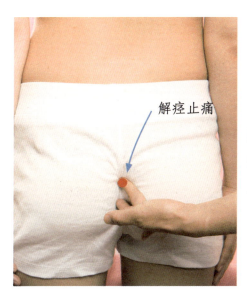

解痉止痛

被按摩者俯卧，双腿分开，按摩者用中指轻轻点按其长强穴约2分钟，以局部出现酸、麻、胀感觉为佳。

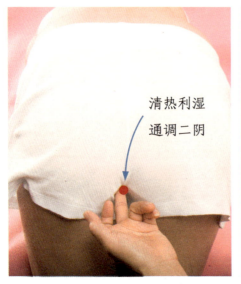

清热利湿
通调二阴

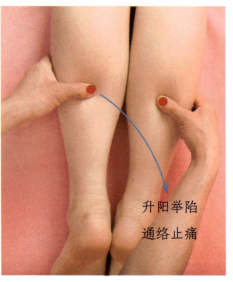

升阳举陷
通络止痛

被按摩者俯卧，双腿分开，按摩者用中指轻轻按揉其会阴穴约2分钟，当会阴穴有了热胀感时，即停止按摩。随着气力、体力增强之后，可以增加按摩次数。

被按摩者俯卧，按摩者用两手拇指端点按其两侧的承山穴，力度以稍感酸痛为宜，一压一松为1次，连做10～20次。

上肢穴位

孔最穴：肘横纹中，肱二头肌腱桡侧凹陷处为尺泽。腕掌侧横纹桡动脉搏动处为太渊，当尺泽与太渊连线上，腕横纹上7寸就是孔最穴。

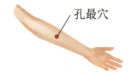

孔最穴

臀骶部穴位

肾俞穴：在第2腰椎（第2腰椎与肚脐平齐）棘突下，旁开1.5寸。

八髎穴：上髎、次髎、中髎和下髎，左

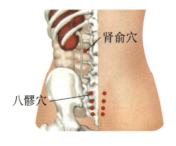

肾俞穴

八髎穴

右共8个穴位，分别在第1、2、3、4骶后孔中，合称"八髎穴"。

会阳穴： 在骶部，尾骨端旁开0.5寸。

长强穴： 在尾骨端下，当尾骨端与肛门连线的中点处。

会阴穴： 在会阴部，男性当阴囊根部与肛门连线的中点，女性当大阴唇后联合与肛门连线的中点。

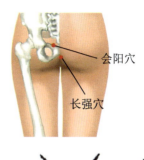

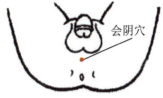

下肢穴位

承山穴： 小腿后面正中，委中与昆仑之间，当伸直小腿或足跟上提时腓肠肌肌腹下出现尖角凹陷处。

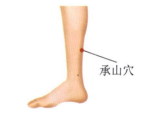

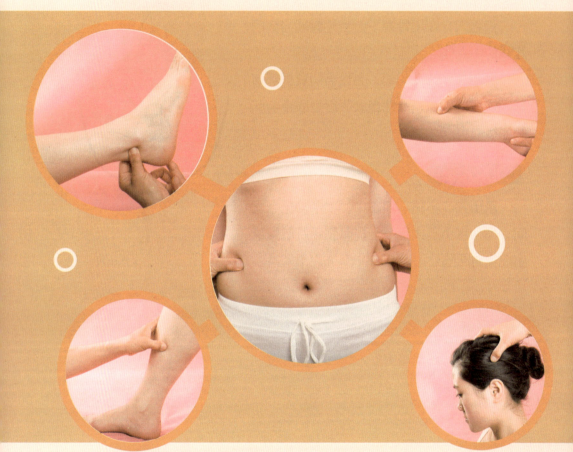
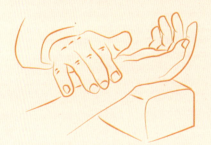

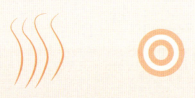

第四章

轻松一按祛除难言之隐

风　寒　暑　湿

痛经

痛经也称行经腹痛，是指女性在行经前后或正值行经期间，出现小腹及腰部疼痛，甚至剧痛难忍，常伴有面色苍白，冷汗淋漓，手足厥冷等症状，并随着月经周期而发作。中医认为，痛经主要病机在于邪气内伏，气血运行不畅，"不通则痛"；或胞宫失于濡养，"不荣则痛"，因此导致痛经。按摩治疗痛经，一般多主张在经前5～7天开始治疗，月经来潮后停止。按摩的目的是引血下行，因此治疗需要在经前当下腹部、腰骶部出现疼痛时操作。如手法得当，可使经期提前1～2天，随着经血排出，疼痛也会随之消失或减轻。

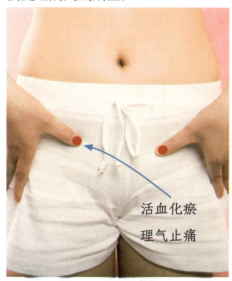

活血化瘀
理气止痛

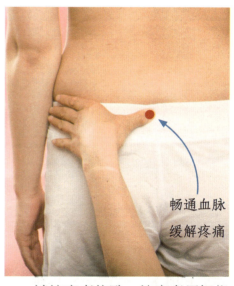

畅通血脉
缓解疼痛

按摩者用双手拇指按压住被按摩者两侧的子宫穴，稍加压力，缓缓点揉，以酸胀为度，操作5分钟，以腹腔内有热感为最佳。

被按摩者俯卧，按摩者用拇指按揉十七椎穴，稍微用力，感觉按揉时有轻微的痛感，按揉结合才能让血脉畅通，大约2分钟，以局部出现酸、麻、胀感觉为佳。只适用于寒性体质者，即手脚通常冰冷，经血中有大量的血块的女性。

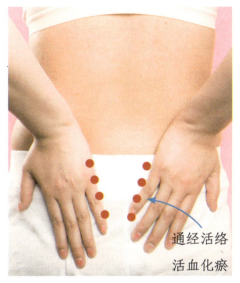

通经活络

活血化瘀

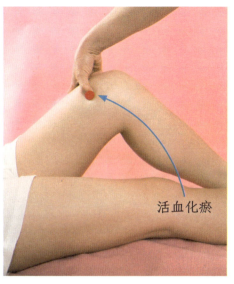

活血化瘀

被按摩者屈肘前俯，坐在矮凳上，按摩者立其侧，手掌伸直，用掌面着力，紧贴其骶部两侧皮肤，自上向下连续不断地直线往返摩擦八髎穴5～10分钟。

按摩者用双手拇指按顺时针方向按揉被按摩者的血海穴约1分钟，然后按逆时针方向按揉约1分钟，以局部出现酸、麻、胀感觉为佳。

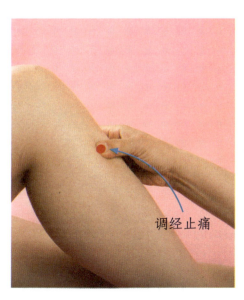

调经止痛

被按摩者膝盖稍弯曲，按摩者用拇指按顺时针方向按揉其足三里穴约2分钟，然后按逆时针方向按揉约2分钟，以局部出现酸、麻、胀感觉为佳。

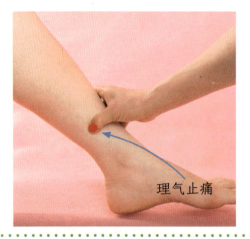

理气止痛

被按摩者仰卧，按摩者用拇指按顺时针方向按揉其三阴交穴约2分钟，然后按逆时针方向按揉约2分钟，以局部出现酸、麻、胀感觉为佳。

腹部穴位

子宫穴： 在下腹部，脐中下4寸，前正中线旁开3寸。

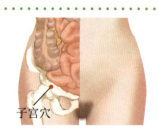

子宫穴

腰、臀骶部穴位

十七椎穴： 在腰部，正中线上，第5腰椎棘突下。

八髎穴： 上髎、次髎、中髎和下髎，左右共8个穴位，分别在第1、2、3、4骶后孔中，合称"八髎穴"。

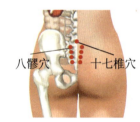

八髎穴　　十七椎穴

下肢穴位

血海穴： 仰卧床上，用力蹬直下肢，髌骨内上缘上约二横指处鼓起之肌肉（股内收肌）的中点即为本穴。

三阴交穴： 在小腿内侧，内踝尖上3寸，胫骨内侧缘后方。

足三里穴： 在外膝眼下3寸，用自己的掌心盖住自己的膝盖骨，五指朝下，中指尽处便是此穴。

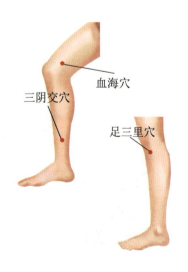

血海穴
三阴交穴
足三里穴

月经不调

月经不调是指月经的周期、时间长短、颜色、经量、质地等发生异常改变的一种妇科常见疾病。临床表现为月经时间的提前或延后、量或多或少、颜色或鲜红或淡红、经质或清稀或黏稠，并伴有头晕、心跳快、心胸烦闷、失眠、小腹胀满、腰酸腰痛、精神疲倦等症状。中医认为月经不调是由于血热、肾气虚、气血虚弱等原因造成的。大多患者都是体质虚弱、内分泌失调所致， 按摩相关穴位可以调节气血，滋养肝肾，对治疗有积极的作用。

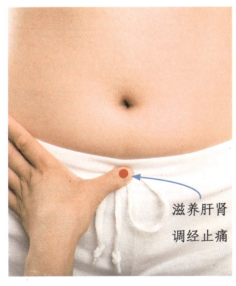

滋养肝肾
调经止痛

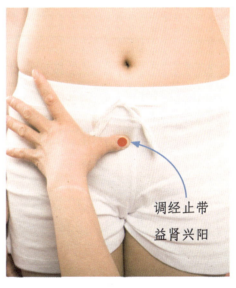

调经止带
益肾兴阳

被按摩者仰卧，按摩者用拇指指腹轻轻点按其关元穴约2分钟，以局部出现酸、麻、胀感觉为佳。

被按摩者仰卧，按摩者用拇指按压其中极穴1分钟，再按顺时针方向按揉约1分钟，然后按逆时针方向按揉约1分钟，以局部出现酸、麻、胀感觉为佳。

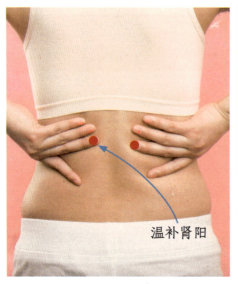

温补肾阳

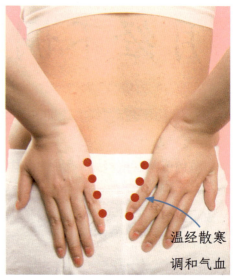

温经散寒
调和气血

被按摩者俯卧，按摩者用双手示指按压其肾俞穴1分钟，再按顺时针方向按揉约1分钟，然后按逆时针方向按揉约1分钟，以局部出现酸、麻、胀感觉为佳。

被按摩者屈肘前俯，坐在矮凳上，按摩者立其侧，手掌伸直，用掌面着力，紧贴其骶部两侧皮肤，自上向下连续不断地直线往返摩擦八髎穴5～10分钟。

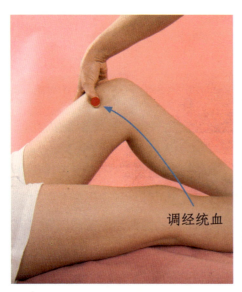

调经统血

按摩者用双手拇指按顺时针方向按揉被按摩者的血海穴约1分钟，然后按逆时针方向按揉约1分钟，以局部出现酸、麻、胀感觉为佳。按摩的时间最好选在每天上午9～11点，因为这个时段是脾经经气的旺时，人体阳气呈上升趋势，所以按揉此穴就可以达到最好的效果。

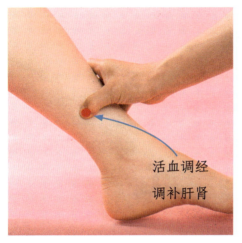

活血调经
调补肝肾

被按摩者仰卧，按摩者用拇指按顺时针方向按揉其三阴交穴约2分钟，然后按逆时针方向按揉约2分钟，以局部出现酸、麻、胀感觉为佳。

腹部穴位

关元穴： 在下腹部，前正中线上，脐中下3寸。

中极穴： 在下腹部，前正中线上，脐中下4寸。

腰、臀骶部穴位

肾俞穴： 在第2腰椎（第2腰椎与肚脐平齐）棘突下，旁开1.5寸。

八髎穴： 上髎、次髎、中髎和下髎，左右共8个穴位，分别在第1、2、3、4骶后孔中，合称"八髎穴"。

下肢穴位

血海穴： 仰卧床上，用力蹬直下肢，髌骨内上缘上约二横指处鼓起之肌肉（股内收肌）的中点即为本穴。

三阴交穴： 在小腿内侧，内踝尖上3寸，胫骨内侧缘后方。

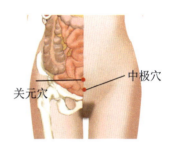

中极穴
关元穴

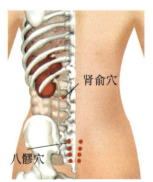

肾俞穴

八髎穴

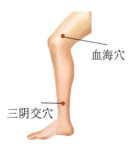

血海穴

三阴交穴

带下病

　　白带是指妇女阴道内流出的少量白色无味的分泌物。若在经期、排卵期或妊娠期白带增多，是妇女正常的生理现象。如果妇女阴道分泌物增多，且连绵不断，色黄、色红、带血，或黏稠如脓，或清稀如水，气味腥臭，就是带下病症。中医认为带下病主要是带脉受伤害，原因是脾气虚弱，肝气郁积，湿气侵入及热气急逼等，因而认为带下病大多是湿热侵入胞宫、阴器、累及任脉和带脉，使任脉失固，带脉失约而导致妇女发病。按摩治疗带下病的原则是健脾、升阳、除湿，辅以舒肝、固肾，偏于湿热者化湿清热。

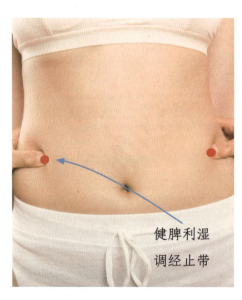

健脾利湿
调经止带

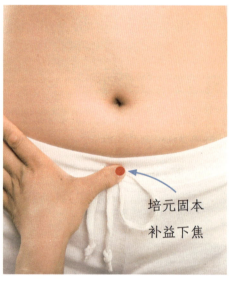

培元固本
补益下焦

　　被按摩者仰卧，按摩者用拇指按顺时针方向按揉其带脉穴约2分钟，然后按逆时针方向按揉约2分钟，以局部出现酸、麻、胀感觉为佳。

　　被按摩者仰卧，按摩者用拇指指腹轻轻点按其关元穴约2分钟，以局部出现酸、麻、胀感觉为佳。

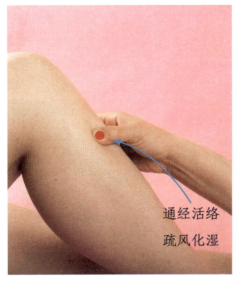

通经活络
疏风化湿

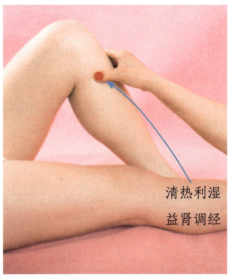

清热利湿
益肾调经

被按摩者膝盖稍弯曲，按摩者用拇指按顺时针方向按揉其足三里穴约2分钟，然后按逆时针方向按揉约2分钟，以局部出现酸、麻、胀感觉为佳。

被按摩者取坐位或仰卧，膝盖稍弯曲，按摩者用拇指按顺时针方向按揉其阴陵泉穴约2分钟，然后按逆时针方向按揉约2分钟，以局部出现酸、麻、胀感觉为佳。

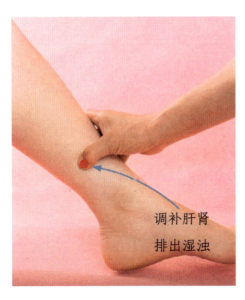

调补肝肾
排出湿浊

被按摩者仰卧，按摩者用拇指按顺时针方向按揉其三阴交穴约2分钟，然后按逆时针方向按揉约2分钟，以局部出现酸、麻、胀感觉为佳。

腹部穴位

带脉穴： 在侧腹部，第11肋骨游离端下方垂线与脐水平线的交点上。

关元穴： 在下腹部，前正中线上，脐中下3寸。

下肢穴位

足三里穴： 在外膝眼下3寸，用自己的掌心盖住自己的膝盖骨，五指朝下，中指尽处便是此穴。

阴陵泉穴： 坐位，用拇指沿小腿内侧骨内缘由下往上推，至拇指抵膝关节下时，胫骨向内上弯曲之凹陷即为本穴。

三阴交穴： 在小腿内侧，内踝尖上3寸，胫骨内侧缘后方。

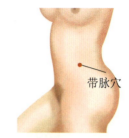

带脉穴

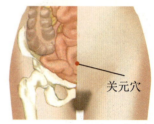

关元穴

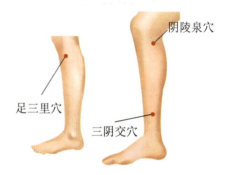

阴陵泉穴

足三里穴

三阴交穴

急性乳腺炎

　　急性乳腺炎是处在哺乳期的年轻妈妈们经常遇到的烦恼。在疾病的早期，往往是由各种原因导致乳汁淤积，而出现单侧或双侧乳房局部肿胀疼痛，乳房内可在短期内出现硬结肿块，部分患者可能会伴有排乳困难。若疾病未经有效治疗而出现细菌沿乳管或淋巴管逆行性感染，则会出现畏寒发烧、恶心烦渴、胸闷欲呕、全身疼痛等不适症状。轻者影响正常哺乳，重者可能因为积乳化脓而需要手术治疗。运用中医传统推拿按摩的方法来疏通乳汁，可以起到调和气血、疏通乳管、凉血解毒、散结止痛的作用。

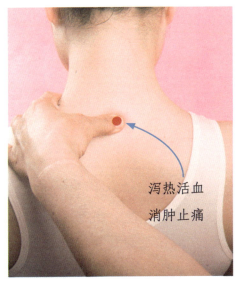

泻热活血
消肿止痛

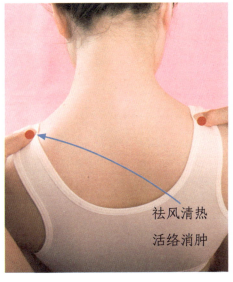

祛风清热
活络消肿

　　被按摩者取坐位、低头，按摩者站在被按摩者背后，用大拇指按顺时针方向按揉其大椎穴约2分钟，然后按逆时针方向按揉约2分钟，以局部出现酸、麻、胀感觉为佳。

　　被按摩者取坐位，按摩者用双手拇指按压其肩井穴大约1分钟，然后按揉约2分钟，以局部出现酸、麻、胀感觉为佳。

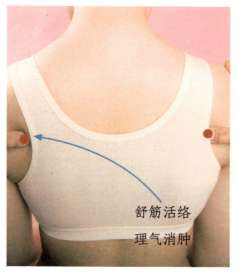

舒筋活络
理气消肿

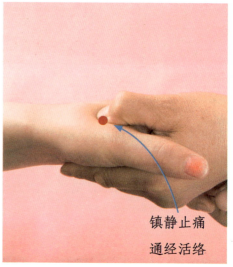

镇静止痛
通经活络

被按摩者取坐位或俯卧，按摩者用两手拇指指腹按顺时针方向按揉其天宗穴约1分钟，然后按逆时针方向按揉约1分钟，以局部出现酸、麻、胀感觉为佳。

按摩者用大拇指垂直往下按合谷穴，做一紧一按一揉一松地按压，按压的力量要慢慢加强，频率约为每分钟30次，按压穴位时以出现酸、麻、胀感觉为佳。

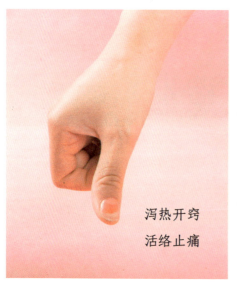

泻热开窍
活络止痛

大拇指垂直往下按鱼际穴，做一紧一按一揉一松的按压，按压的力量要慢慢加强，频率为每分钟30次左右，按压穴位时以出现酸、麻、胀感觉为佳。

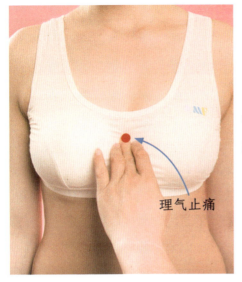

被按摩者仰卧，按摩者用拇指或中指自下而上推其膻中穴约2分钟，以局部出现酸、麻、胀感觉为佳。

理气止痛

肩颈、背部穴位

大椎穴：坐位低头，脊柱上方突起的椎骨（第7颈椎）下缘凹陷处就是大椎穴。

肩井穴：在大椎与肩峰端连线的中点。

天宗穴：冈下窝中央凹陷处，与第4胸椎相平。

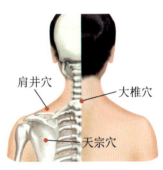

肩井穴

大椎穴

天宗穴

腹部穴位

膻中穴：在两乳头连线的中点处。

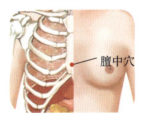

膻中穴

手部穴位

合谷穴：拇、示指并拢，两指掌骨间有一肌肉隆起，隆起肌肉的顶端就是本穴。

鱼际穴：位于手外侧，第1掌骨桡侧中点赤白肉际处。

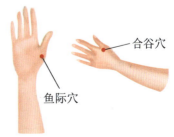

合谷穴

鱼际穴

乳腺增生

　　乳腺增生是指乳腺上皮和纤维组织增生，乳腺组织导管和乳腺小叶在结构上的退行性病变及结缔组织的进行性生长，其发病原因主要是由于内分泌激素失调。主要症状为乳房疼痛及乳房肿块，且多与月经周期、情志变化、劳累过度等因素有关，或伴乳头痛、乳头溢液等。中医认为乳腺小叶增生系肝气郁结，与情绪不快、情志抑郁等因素有关。乳腺增生的按摩治疗法主要是缓解乳腺增生带来的疼痛感，调节内分泌平衡，消除肿胀，长期按摩还可以得到肿块软化的效果。

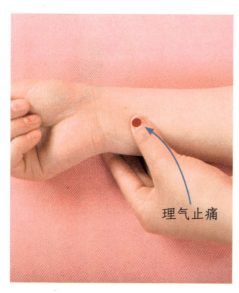

理气止痛

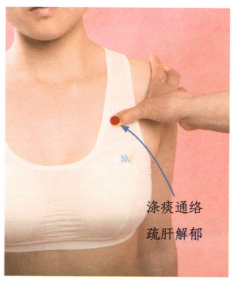

涤痰通络
疏肝解郁

　　按摩者左手托着被按摩者的前臂，右手拇指或示指点按其内关穴约1分钟，以局部感到酸胀并向腕部和手放射为佳。

　　被按摩者仰卧，按摩者用两手拇指指腹按顺时针方向按揉其屋翳穴约2分钟，然后按逆时针方向按揉约2分钟，以局部出现酸、麻、胀感觉为佳。

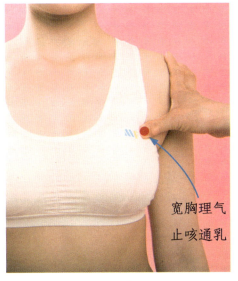

宽胸理气
止咳通乳

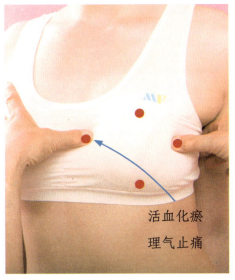

活血化瘀
理气止痛

　　被按摩者仰卧，按摩者用拇指指腹按顺时针方向按揉其天溪穴约2分钟，然后按逆时针方向按揉约2分钟，以局部出现酸、麻、胀感觉为佳。

　　被按摩者仰卧，按摩者用拇指顺时针点揉其乳四穴，每穴约1分钟，然后逆时针点揉约1分钟，以局部有酸胀感为佳。

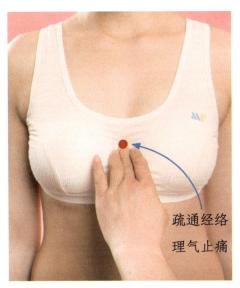

疏通经络
理气止痛

　　被按摩者仰卧，按摩者用拇指或中指自下而上推其膻中穴约2分钟，以局部出现酸、麻、胀感觉为佳。

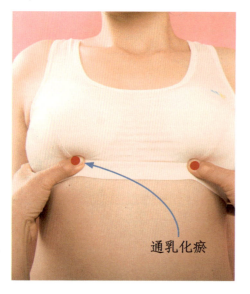

通乳化瘀

被按摩者仰卧，按摩者将拇、示指分开，用虎口处轻轻上托乳房，拇指稍用力下压，缓慢点揉位于肋间隙内的乳根穴5～10分钟，动作宜轻柔缓和，逐渐用力，使穴位出现酸胀感。为了增强效果，还可沿着肋间隙在乳房下缘其他部位点揉。

胸部穴位

屋翳穴： 在第2肋间隙，距前正中线4寸。

天溪穴： 在胸外侧部，当第4肋间隙，距前正中线6寸。

乳四穴： 在乳头为中心的垂直线、水平线上，分别距乳头3横指宽处，上、下、左、右各有一穴。

膻中穴： 在两乳头连线的中点处。

乳根穴： 当乳头直下，乳房根部，第5肋间隙，距前正中线4寸。

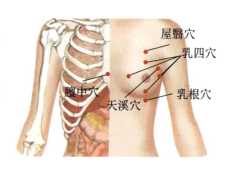

屋翳穴
乳四穴
膻中穴
天溪穴
乳根穴

上肢穴位

内关穴： 仰掌，微屈腕关节，腕掌侧远端横纹上2寸，两条大筋之间即为本穴。

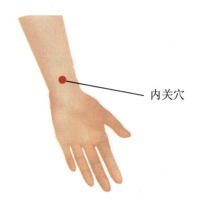

内关穴

外阴瘙痒

外阴瘙痒是妇科疾病中很常见的一种症状，外阴是特别敏感的部位，妇科多种病变及外来刺激均可引起外阴瘙痒，使人寝食难安、坐卧不宁。中医称为"阴痒"。外阴瘙痒多为脾虚湿盛，郁久化热，湿热蕴结，注于下焦；或肝郁生热，挟湿下注；或外阴不洁，久坐湿地，病虫乘虚侵袭；或年老体弱，肝肾阴虚，精血亏耗，血虚生风化燥而致。按摩相关穴位能够清泄肝胆湿热，滋阴养血，润燥祛风止痒。

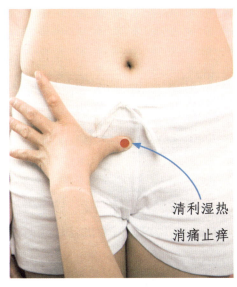

清利湿热
消痛止痒

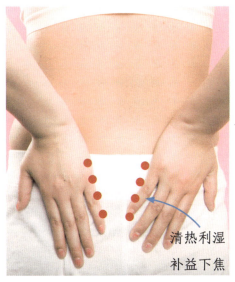

清热利湿
补益下焦

被按摩者仰卧，按摩者用拇指按压其中极穴1分钟，再按顺时针方向按揉约1分钟，然后按逆时针方向按揉约1分钟，以局部出现酸、麻、胀感觉为佳。

被按摩者屈肘前俯，坐在矮凳上，按摩者立其侧，手掌伸直，用掌面着力，紧贴其骶部两侧皮肤，自上向下连续不断地直线往返摩擦八髎穴5～10分钟。

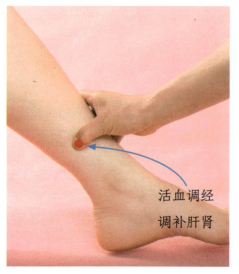

活血调经
调补肝肾

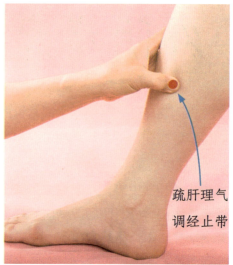

疏肝理气
调经止带

被按摩者仰卧，按摩者用拇指按顺时针方向按揉其三阴交穴约2分钟，然后按逆时针方向按揉约2分钟，以局部出现酸、麻、胀感觉为佳。

被按摩者仰卧，小腿微微向外撇开，按摩者用中指或拇指按顺时针方向按揉其蠡沟穴约2分钟，然后按逆时针方向按揉约2分钟，以局部出现酸、麻、胀感觉为佳。

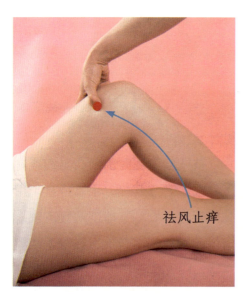

祛风止痒

被按摩者仰卧屈膝，按摩者用双手拇指按顺时针方向按揉其血海穴约1分钟，然后按逆时针方向按揉约1分钟，以局部出现酸、麻、胀感觉为佳。按摩的时间最好选在每天上午9～11点，因为这个时段是脾经经气的旺时，人体阳气呈上升趋势，所以按揉此穴就可以达到最好的效果。

腹部穴位

中极穴： 在下腹部，前正中线上，脐中下4寸。

臀骶部穴位

八髎穴： 上髎、次髎、中髎和下髎，左右共8个穴位，分别在第1、2、3、4骶后孔中，合称"八髎穴"。

下肢穴位

血海穴： 仰卧床上，用力蹬直下肢，髌骨内上缘上约2横指处鼓起之肌肉（股内收肌）的中点即为本穴。

蠡沟穴： 在小腿内侧，内踝尖上5寸，胫骨内侧面的中央。

三阴交穴： 在小腿内侧，内踝尖上3寸，胫骨内侧缘后方。

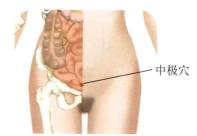

中极穴

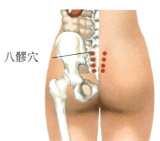

八髎穴

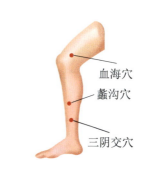

血海穴

蠡沟穴

三阴交穴

慢性盆腔炎

　　慢性盆腔炎是妇科常见病，多由急性盆腔炎治疗不当迁延所致，也有部分患者急性期不明显，一开始发病即为慢性。它主要表现为下腹部不适，有坠胀和疼痛感觉，下腰部酸痛，月经和白带量增多，可伴有疲乏、全身不适、失眠等症。在劳累、性交后、排便时及月经前后症状加重。中医认为盆腔炎伤于风、寒、湿之邪，或饮食七情之变，致脾肾功能失调，气机阻滞，瘀血、痰饮、湿浊之邪相继而生，积聚胞宫而发病。按摩能通过理气活血，散寒利湿，清热化痰治疗各型盆腔炎。

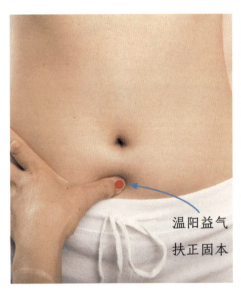

温阳益气
扶正固本

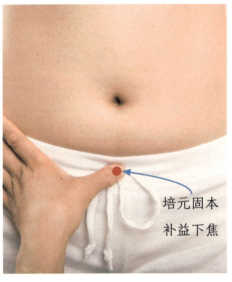

培元固本
补益下焦

　　被按摩者仰卧，按摩者用拇指指腹按压其气海穴约30秒，然后按顺时针方向按揉约2分钟，以局部出现酸、麻、胀感觉为佳。

　　被按摩者仰卧，按摩者用拇指指腹轻轻点按其关元穴约2分钟，以局部出现酸、麻、胀感觉为佳。

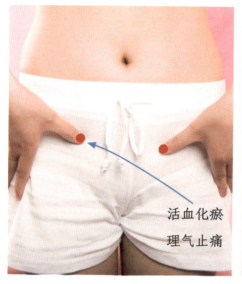

活血化瘀
理气止痛

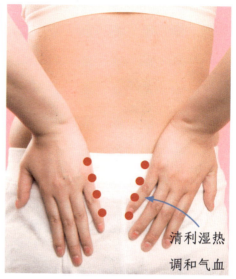

清利湿热
调和气血

按摩者用双手拇指按压住两侧的子宫穴，稍加压力，缓缓点揉，以酸胀为度，操作5分钟，以腹腔内有热感为最佳。

被按摩者屈肘前俯，坐在矮凳上，按摩者立其侧，手掌伸直，用掌面着力，紧贴其骶部两侧皮肤，自上向下连续不断地直线往返摩擦八髎穴5～10分钟。

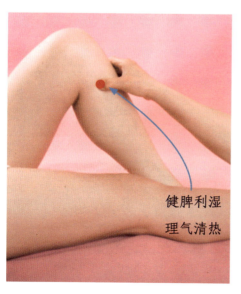

健脾利湿
理气清热

被按摩者坐位或仰卧，膝盖稍弯曲，按摩者用拇指按顺时针方向按揉其阴陵泉穴约2分钟，然后按逆时针方向按揉约2分钟，以局部出现酸、麻、胀感觉为佳。

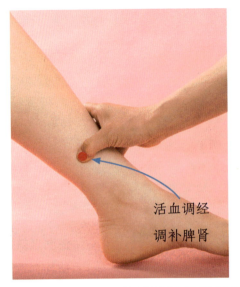

被按摩者仰卧，按摩者用拇指按顺时针方向按揉其三阴交穴约2分钟，然后按逆时针方向按揉约2分钟，以局部出现酸、麻、胀感觉为佳。

活血调经
调补脾肾

腹部穴位

气海穴： 在下腹部，前正中线上，脐中下1.5寸。

关元穴： 在下腹部，前正中线上，脐中下3寸。

子宫穴： 在下腹部，脐中下4寸，前正中线旁开3寸。

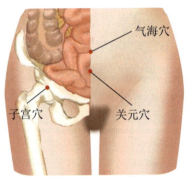

臀骶部穴位

八髎穴： 上髎、次髎、中髎和下髎，左右共8个穴位，分别在第1、2、3、4骶后孔中，合称"八髎穴"。

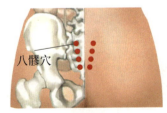

下肢穴位

阴陵泉穴： 坐位，用拇指沿小腿内侧骨内缘由下往上推，至拇指抵膝关节下时，胫骨向内上弯曲之凹陷即为本穴。

三阴交穴： 在小腿内侧，内踝尖上3寸，胫骨内侧缘后方。

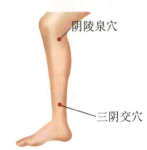

经前期紧张综合征

凡月经前期出现生理、精神及行为上的改变，称为经前期紧张综合征。临床表现为情绪激动、精神紧张、忧郁、烦躁易怒、失眠、疲乏、注意力不集中、水肿、食欲缺乏、腹胀、腹泻、头痛、乳房胀痛、全身疼痛等症状。城市女性及脑力劳动的女性多见。每个人表现症状不同，病情有轻有重，轻者可以忍受，严重者影响工作和生活。中医称本病为"月经前后诸证"，认为心血不足、肝郁火旺、肾虚、痰气郁结是本病发生的病因。按摩相关穴位能理气治血，益气宁心。

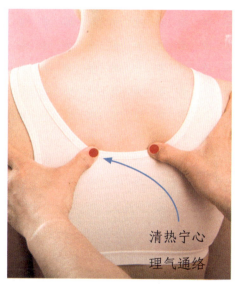

清热宁心
理气通络

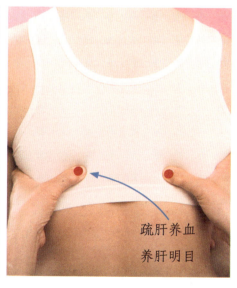

疏肝养血
养肝明目

被按摩者俯卧，按摩者站于一旁，用拇指腹按顺时针方向按揉心俞穴约2分钟，然后按逆时针方向按揉约2分钟，以局部出现酸、麻、胀感觉为佳。

被按摩者俯卧，按摩者站于一旁，用两手拇指指腹按顺时针方向按揉肝俞穴约2分钟，然后按逆时针方向按揉约2分钟，以局部出现酸、麻、胀感觉为佳。

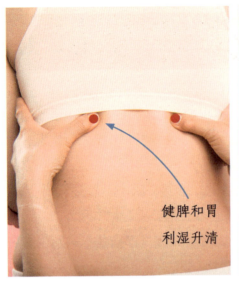

健脾和胃
利湿升清

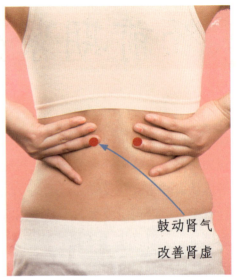

鼓动肾气
改善肾虚

被按摩者俯卧，按摩者用两手拇指按在脾俞穴上，其余四指附着在肋骨上，按揉约2分钟；或捏空拳揉擦脾俞穴30～50次，揉擦至局部有热感为佳。

被按摩者俯卧，按摩者用双手拇指或示指按压肾俞穴1分钟，再按顺时针方向按揉约1分钟，然后按逆时针方向按揉约1分钟，以局部出现酸、麻、胀感觉为佳。

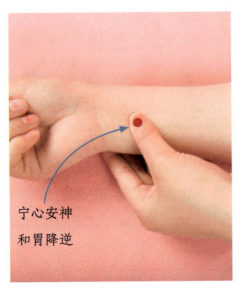

宁心安神
和胃降逆

按摩者左手托着被按摩者的前臂，右手拇指或示指点按内关穴约1分钟，以局部感到酸胀并向腕部和手放射为佳。

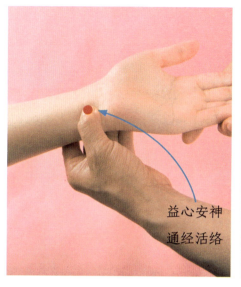

益心安神
通经活络

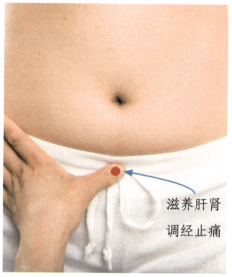

滋养肝肾
调经止痛

按摩者站在被按摩者一侧，一手托着其前臂，用拇指点按神门穴大约1分钟，左右手交替进行，以局部出现酸、麻、胀感觉为佳。

被按摩者仰卧，按摩者用拇指指腹轻轻点按关元穴约2分钟，以局部出现酸、麻、胀感觉为佳。

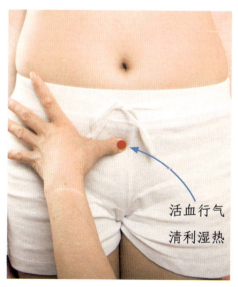

活血行气
清利湿热

被按摩者仰卧，按摩者用拇指按压中极穴1分钟，再按顺时针方向按揉约1分钟，然后按逆时针方向按揉约1分钟，以局部出坝酸、麻、胀感觉为佳。

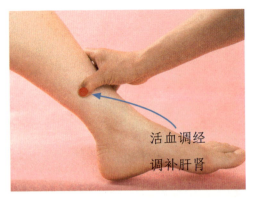

活血调经
调补肝肾

被按摩者仰卧，按摩者用拇指按顺时针方向按揉三阴交穴约2分钟，然后按逆时针方向按揉约2分钟，以局部出现酸、麻、胀感觉为佳。

上肢穴位

内关穴：仰掌，微屈腕关节，腕掌侧远端横纹上2寸，两条大筋之间即为本穴。

神门穴：腕掌侧横纹小指端，尺侧腕屈肌腱桡侧凹陷处，握拳后前臂大筋内侧的位置。

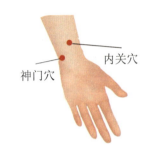

腹部穴位

关元穴：在下腹部，前正中线上，脐中下3寸。

中极穴：在下腹部，前正中线上，脐中下4寸。

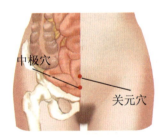

腰背部穴位

心俞穴：在第5胸椎棘突下，旁开1.5寸。

肝俞穴：在第9胸椎棘突下，旁开1.5寸。

脾俞穴：在第11胸椎棘突下，旁开1.5寸。

肾俞穴：在第2腰椎（第2腰椎与肚脐平齐）棘突下，旁开1.5寸。

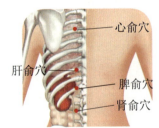

下肢穴位

三阴交穴：在小腿内侧，内踝尖上3寸，胫骨内侧缘后方。

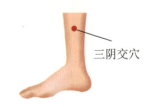

不孕症

　　不孕症是指以育龄期女子婚后或末次妊娠后，夫妇同居2年以上，男方生殖功能正常，未避孕而不受孕为主要表现的疾病。婚后2年从未受孕者称为原发性不孕；曾有过生育或流产，又连续2年以上不孕者，称为继发性不孕。中医认为，肾阳不足、肾阴亏虚、痰湿阻滞、肝气郁结、瘀血阻络均可导致不孕。其诸多证型中，月经紊乱、痛经、闭经、崩漏、带下异常为其共同特征。按摩能温肾暖宫、滋肾调中、疏肝理气、化痰调任、祛瘀调冲而调经，最后达到治疗不孕症的目的。

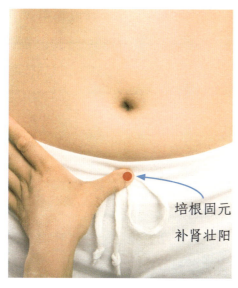

培根固元
补肾壮阳

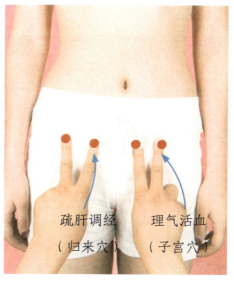

疏肝调经　　理气活血
（归来穴）　（子宫穴）

　　被按摩者仰卧，按摩者用拇指指腹轻轻点按关元穴约2分钟，以局部出现酸、麻、胀感觉为佳。

　　被按摩者仰卧，按摩者用双手示指、中指按顺时针方向按揉归来、子宫穴约2分钟，然后按逆时针方向按揉约2分钟，以局部出现酸、麻、胀感觉为佳。

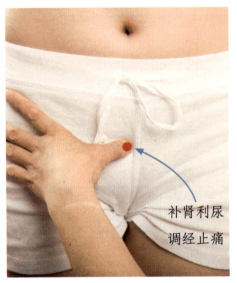

补肾利尿
调经止痛

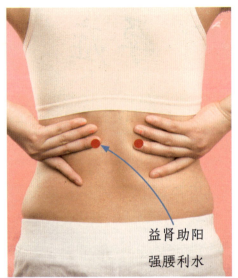

益肾助阳
强腰利水

被按摩者仰卧，按摩者用拇指按顺时针方向按揉曲骨穴约2分钟，然后按逆时针方向按揉约2分钟，以局部出现酸、麻、胀感觉为佳。

被按摩者俯卧，按摩者用双手拇指或示指按压肾俞穴1分钟，再按顺时针方向按揉约1分钟，然后按逆时针方向按揉约1分钟，以局部出现酸、麻、胀感觉为佳。

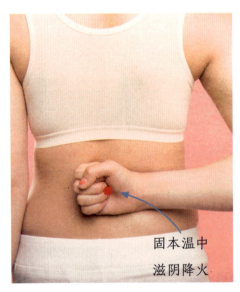

固本温中
滋阴降火

被按摩者俯卧，按摩者握拳，用掌指关节按顺时针方向按揉命门穴约2分钟，然后按逆时针方向按揉约2分钟，以局部出现酸、麻、胀感觉为佳。

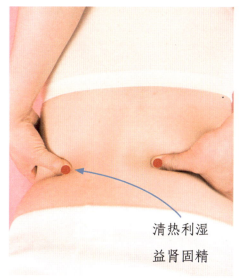

清热利湿
益肾固精

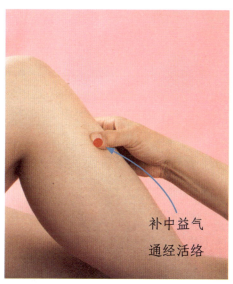

补中益气
通经活络

被按摩者俯卧，按摩者用双手拇指重叠按压志室穴1分钟，再按顺时针方向按揉约1分钟，然后按逆时针方向按揉约1分钟，以局部出现酸、麻、胀感觉为佳。

被按摩者膝盖稍弯曲，按摩者用拇指按顺时针方向按揉足三里穴约2分钟，然后按逆时针方向按揉约2分钟，以局部出现酸、麻、胀感觉为佳。

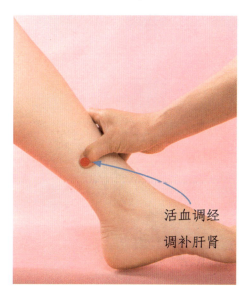

活血调经
调补肝肾

被按摩者仰卧，按摩者用拇指按顺时针方向按揉三阴交穴约2分钟，然后按逆时针方向按揉约2分钟，以局部出现酸、麻、胀感觉为佳。

131

腹部穴位

关元穴： 在下腹部，前正中线上，脐中下3寸。

归来穴： 在下腹部，脐中下4寸，前正中线旁开2寸。

子宫穴： 在下腹部，脐中下4寸，前正中线旁开3寸。

曲骨穴： 在人体的小腹部，由肚脐从上往下推，会触摸到一个拱形的骨头，这块骨头就是耻骨，在这个拱形边缘中点的位置就是曲骨穴。

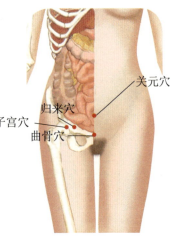

腰部穴位

命门穴： 在腰部，当后正中线与脐水平线交叉点处。

肾俞穴： 在第2腰椎（第2腰椎与肚脐平齐）棘突下，旁开1.5寸。

志室穴： 在第2腰椎棘突下，旁开3寸。

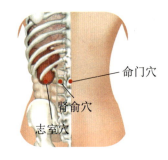

下肢穴位

足三里穴： 在外膝眼下3寸，用自己的掌心盖住自己的膝盖骨，五指朝下，中指尽处便是此穴。

三阴交穴： 在小腿内侧，内踝尖上3寸，胫骨内侧缘后方。

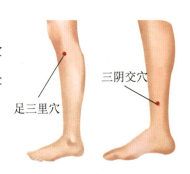

遗精

遗精是指无性交而精液自行外泄的一种男性疾病。有梦而精液外泄者为梦遗；无梦而精液外泄者为滑精。在未婚男青年中80％～90％的人有遗精现象，一般一周不超过1次属正常的生理现象；如果一周数次或一日数次，并伴有精神萎靡、腰酸腿软、心慌气喘，则属于病理性。中医认为遗精的病位在心、肝、肾；病因为脏虚、湿热、痰火、瘀血；基本病机为脏虚失固，邪扰精室。根据虚则补之，实则泻之的原则，按摩治疗遗精，虚证应补肾固精、交通心肾，实证应清肝泻火、清泄湿热。

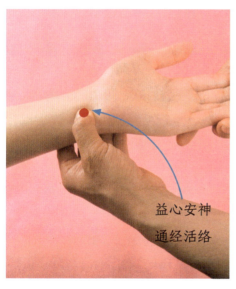

益心安神
通经活络

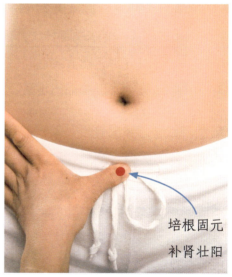

培根固元
补肾壮阳

按摩者站在被按摩者一侧，一手托着其前臂，用拇指点按神门穴大约1分钟，左右手交替进行，以局部出现酸、麻、胀感觉为佳。

被按摩者仰卧，按摩者用拇指指腹轻轻点按关元穴约2分钟，以局部出现酸、麻、胀感觉为佳。

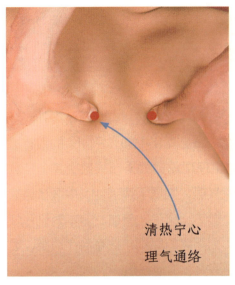

清热宁心
理气通络

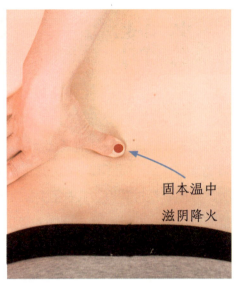

固本温中
滋阴降火

被按摩者俯卧，按摩者站于一旁，用拇指或示指腹按顺时针方向按揉心俞穴约2分钟，然后按逆时针方向按揉约2分钟，以局部出现酸、麻、胀感觉为佳。

被按摩者俯卧，按摩者用拇指按顺时针方向按揉命门穴约2分钟，然后按逆时针方向按揉约2分钟，以局部出现酸、麻、胀感觉为佳。

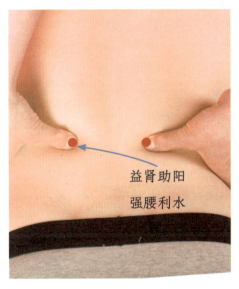

益肾助阳
强腰利水

被按摩者俯卧，按摩者用双手拇指或示指按压肾俞穴1分钟，再按顺时针方向按揉约1分钟，然后按逆时针方向按揉约1分钟，以局部出现酸、麻、胀感觉为佳。

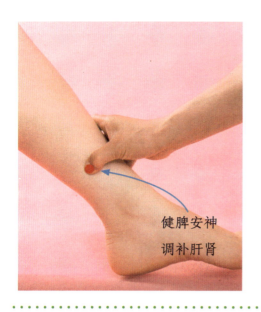

健脾安神
调补肝肾

被按摩者仰卧，按摩者用拇指按顺时针方向按揉三阴交穴约2分钟，然后按逆时针方向按揉约2分钟，以局部出现酸、麻、胀感觉为佳。

上肢穴位

神门穴：腕掌侧横纹小指端，尺侧腕屈肌腱桡侧凹陷处，握拳后前臂大筋内侧的位置。

腹部穴位

关元穴：在下腹部，前正中线上，脐中下3寸。

腰部穴位

心俞穴：在第5胸椎棘突下，旁开1.5寸。

命门穴：在腰部，当后正中线与脐水平线交叉点处。

肾俞穴：在第2腰椎（第2腰椎与肚脐平齐）棘突下，旁开1.5寸。

下肢穴位

三阴交穴：在小腿内侧，内踝尖上3寸，胫骨内侧缘后方。

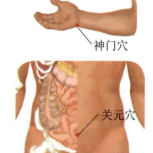

神门穴

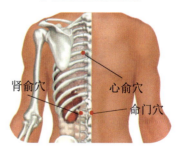

关元穴

肾俞穴   心俞穴
命门穴

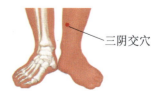

三阴交穴

阳痿、早泄

阳痿是指在有性欲要求时，阴茎不能勃起或勃起不坚，或者虽然有勃起且有一定程度的硬度，但不能保持性交的足够时间，因而妨碍性交或不能完成性交。早泄和阳痿有内在的联系，男人长期早泄，心理压力会很大，心理压力大会导致阳痿，一般可以通过"渐进式延时训练法"来解决早泄，并结合心理咨询师的心理指导来缓解心理压力，可以达到早泄和阳痿一起治疗的目的。按摩相关穴位可疏通经络、滋养肾脏，从而治疗疾病。

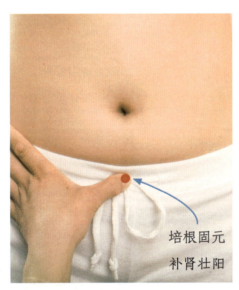

培根固元
补肾壮阳

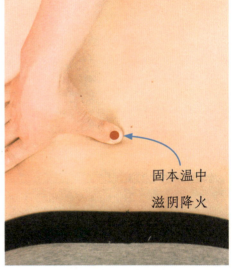

固本温中
滋阴降火

被按摩者仰卧，按摩者用拇指指腹轻轻点按关元穴约2分钟，以局部出现酸、麻、胀感觉为佳。

被按摩者俯卧，按摩者用拇指按顺时针方向按揉命门穴约2分钟，然后按逆时针方向按揉约2分钟，以局部出现酸、麻、胀感觉为佳。

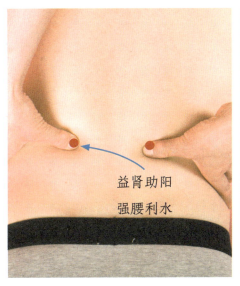

益肾助阳
强腰利水

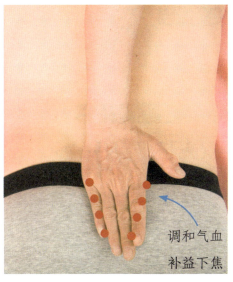

调和气血
补益下焦

被按摩者俯卧，按摩者用双手拇指或示指按压肾俞穴1分钟，再按顺时针方向按揉约1分钟，然后按逆时针方向按揉约1分钟，以局部出现酸、麻、胀感觉为佳。

被按摩者屈肘前俯，坐在矮凳上，按摩者立其侧，手掌伸直，用掌面着力，紧贴骶部皮肤，自上向下连续不断地直线往返摩擦八髎穴5～10分钟。

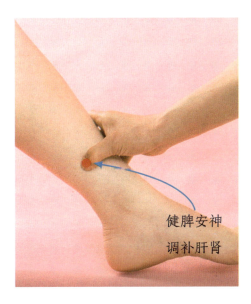

健脾安神
调补肝肾

被按摩者仰卧，按摩者用拇指按顺时针方向按揉三阴交穴约2分钟，然后按逆时针方向按揉约2分钟，以局部出现酸、麻、胀感觉为佳。

关元穴： 在下腹部，前正中线上，脐中下3寸。

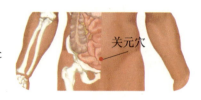

关元穴

腰、臀骶部穴位

命门穴： 在腰部，当后正中线与脐水平线交叉点处。

肾俞穴： 在第2腰椎（第2腰椎与肚脐平齐）棘突下，旁开1.5寸。

八髎穴： 上髎、次髎、中髎和下髎，左右共8个穴位，分别在第1、2、3、4骶后孔中，合称"八髎穴"。

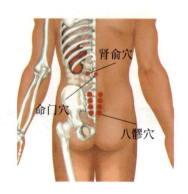

肾俞穴

命门穴

八髎穴

下肢穴位

三阴交穴： 在小腿内侧，内踝尖上3寸，胫骨内侧缘后方。

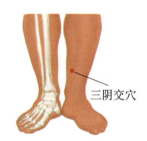

三阴交穴

慢性前列腺炎

慢性前列腺炎包括慢性细菌性前列腺炎和非细菌性前列腺炎两部分。慢性细菌性前列腺炎主要表现为反复发作的下尿路感染症状，如尿频、尿急、尿痛、排尿烧灼感、排尿困难等，持续时间超过3个月。慢性非细菌性前列腺炎主要表现为骨盆区域疼痛、尿急、尿频、尿痛和夜尿增多等。前列腺按摩疗法就是通过定期对前列腺按摩、引流前列腺液，排出炎性物质而达到解除前列腺分泌液淤积，改善局部血液循环，促使炎症吸收和消退的一种疗法。

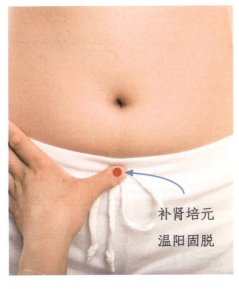

补肾培元
温阳固脱

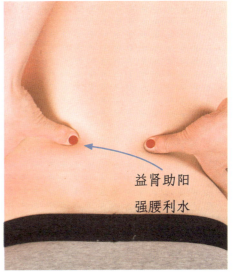

益肾助阳
强腰利水

被按摩者仰卧，按摩者用拇指指腹轻轻点按关元穴约2分钟，以局部出现酸、麻、胀感觉为佳。

被按摩者俯卧，按摩者用双手拇指或示指重叠按压肾俞穴1分钟，再按顺时针方向按揉约1分钟，然后按逆时针方向按揉约1分钟，以局部出现酸、麻、胀感觉为佳。

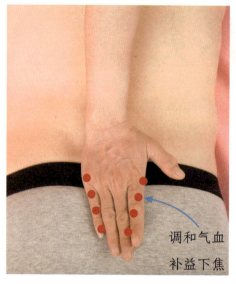

调和气血
补益下焦

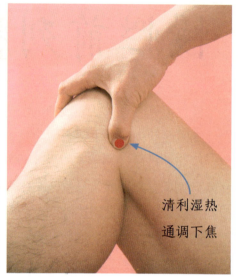

清利湿热
通调下焦

被按摩者屈肘前俯，坐在矮凳上，按摩者立其侧，手掌伸直，用掌面着力，紧贴骶部皮肤，自上向下连续不断地直线往返摩擦八髎穴5～10分钟。

被按摩者仰卧屈膝，按摩者用拇指按揉曲泉穴3分钟，以出现酸、麻、胀感觉为佳。

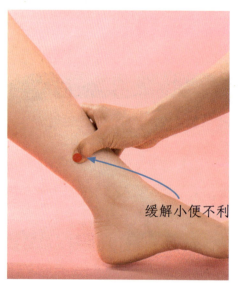

缓解小便不利

被按摩者仰卧，按摩者用拇指按顺时针方向按揉三阴交穴约2分钟，然后按逆时针方向按揉约2分钟，以局部出现酸、麻、胀感觉为佳。

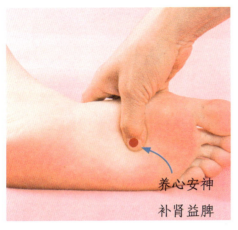

养心安神
补肾益脾

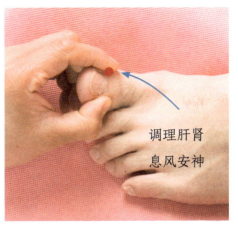

调理肝肾
息风安神

按摩者一手托着按摩者的脚，另一手拇指从足跟通过涌泉穴搓向足尖约1分钟，然后按揉约1分钟，左右脚交替进行，以局部出现酸、麻、胀感为佳。

被按摩者仰卧，按摩者用拇指或示指指甲掐按大敦穴3分钟，以出现酸、麻、胀感觉为佳。

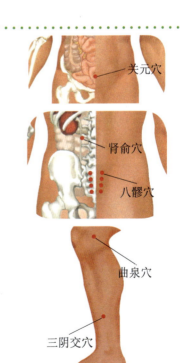

关元穴

肾俞穴

八髎穴

曲泉穴

三阴交穴

腹部穴位

关元穴： 在下腹部，前正中线上，脐中下3寸。

腰、臀骶部穴位

肾俞穴： 在第2腰椎（第2腰椎与肚脐平齐）棘突下，旁开1.5寸。

八髎穴： 上髎、次髎、中髎和下髎，左右共8个穴位，分别在第1、2、3、4骶后孔中，合称"八髎穴"。

下肢穴位

曲泉穴： 屈膝时，膝内侧横纹端上方凹陷中。

三阴交穴：在小腿内侧，内踝尖上3寸，胫骨内侧缘后方。

涌泉穴：涌泉穴位于足底部，卷足时足前部凹陷处。

大敦穴：在足大趾末节外侧，距趾甲角0.1寸（指寸）。

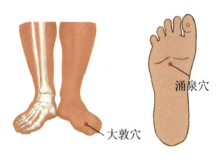

涌泉穴

大敦穴

辅助穴位

腰骶部穴位

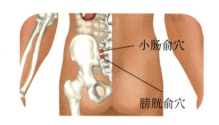

小肠俞穴

膀胱俞穴

小肠俞穴：在脊柱后正中线旁开1.5寸，平第1骶后孔。

膀胱俞穴：骶正中嵴旁1.5寸，平第2骶孔。

腹部穴位

曲骨穴：在人体的小腹部，由肚脐从上往下推，会触摸到一个拱形的骨头，这块骨头就是耻骨，在这个拱形边缘的中点的位置就是曲骨穴。

大赫穴：在下腹部，脐中下4寸，前正中线旁开0.5寸。

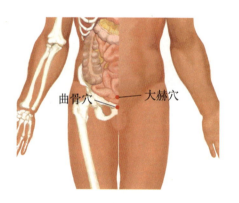

曲骨穴　　大赫穴

下肢穴位

阴陵泉穴：坐位，用拇指沿小腿内侧骨内缘由下往上推，至拇指抵膝关节下时，胫骨向内上弯曲之凹陷即为本穴。

太溪穴：在足内侧，内踝尖与跟腱之间的凹陷处。

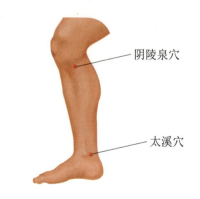

阴陵泉穴

太溪穴

性欲亢进

性欲亢进是指性欲过分强烈，多发生于青春期或成年初期。男性性欲亢进表现为对性行为要求异常迫切，远远超出正常人所能接受的水平。女子性欲亢进表现在频繁而强烈的性要求。性欲亢进多数都是由精神心理因素引起，宜进行心理治疗，正确对待性生活，既有利于身体健康，又有利于夫妻和睦。

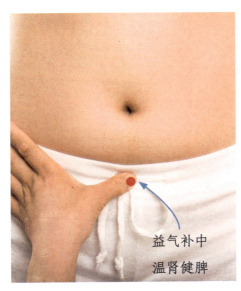

益气补中
温肾健脾

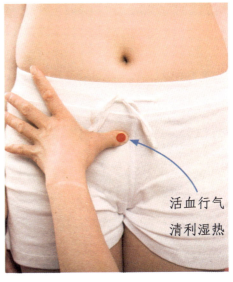

活血行气
清利湿热

被按摩者仰卧，按摩者用拇指指腹轻轻点按关元穴约2分钟，以局部出现酸、麻、胀感觉为佳。

被按摩者仰卧，按摩者用拇指按压中极穴1分钟，再按顺时针方向按揉约1分钟，然后按逆时针方向按揉约1分钟，以局部出现酸、麻、胀感觉为佳。

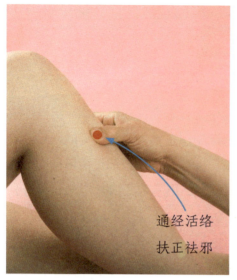

通经活络
扶正祛邪

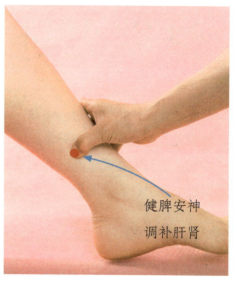

健脾安神
调补肝肾

被按摩者仰卧，膝盖稍弯曲，按摩者用拇指按顺时针方向按揉足三里穴约2分钟，然后按逆时针方向按揉约2分钟，以局部出现酸、麻、胀感觉为佳。

被按摩者仰卧，按摩者用拇指按顺时针方向按揉三阴交穴约2分钟，然后按逆时针方向按揉约2分钟，以局部出现酸、麻、胀感觉为佳。

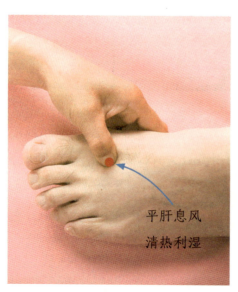

平肝息风
清热利湿

按摩者一手托着按摩者的足部，另一手拇指点按太冲穴大约30秒，按顺时针方向按揉约1分钟，然后按逆时针方向按揉约1分钟，以局部出现酸、麻、胀感为佳。

男性性欲亢进加配穴位

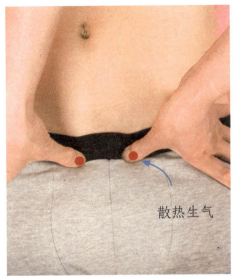

散热生气

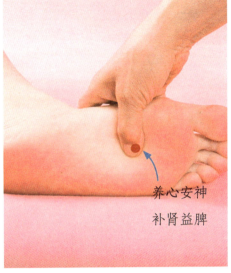

养心安神
补肾益脾

被按摩者仰卧，按摩者用拇指顺时针方向按揉大赫穴约2分钟，再逆时针方向按揉约2分钟，以感到酸胀为宜。

按摩者一手托着按摩者的脚，另一手拇指从足跟通过涌泉穴搓向足尖约1分钟，然后按揉约1分钟，左右脚交替进行，以局部出现酸、麻、胀感为佳。

女性性欲亢进加配穴位

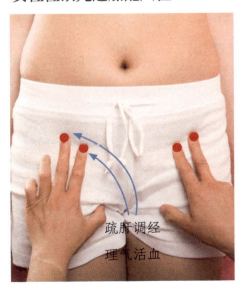

疏肝调经
理气活血

被按摩者仰卧，按摩者用双手示指、中指按顺时针方向按揉归来、子宫穴约2分钟，然后按逆时针方向按揉约2分钟，以局部出现酸、麻、胀感觉为佳。

关元穴：在下腹部，前正中线上，脐中下3寸。

中极穴：在下腹部，前正中线上，脐中下4寸。

大赫穴：在下腹部，脐中下4寸，前正中线旁开0.5寸。

归来穴：在下腹部，脐中下4寸，前正中线旁开2寸。

子宫穴：在下腹部，脐中下4寸，前正中线旁开3寸。

曲骨穴：在人体的小腹部，由肚脐从上往下推，会触摸到一个拱形的骨头，这块骨头就是耻骨，在这个拱形边缘的中点的位置就是曲骨穴。

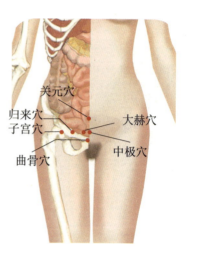

关元穴
归来穴
子宫穴
曲骨穴
大赫穴
中极穴

下肢穴位

足三里穴：在外膝眼下3寸，用自己的掌心盖住自己的膝盖骨，五指朝下，中指尽处便是此穴。

三阴交穴：在小腿内侧，内踝尖上3寸，胫骨内侧缘后方。

太冲穴：坐位，在脚背沿着第一趾和第二趾间的横纹向上推，有一凹陷处就是太冲穴。

涌泉穴：涌泉穴位于足底部，卷足时足前部凹陷处。

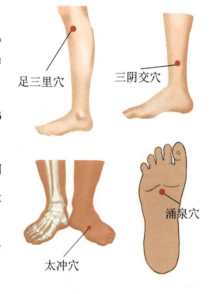

足三里穴
三阴交穴
太冲穴
涌泉穴

性冷淡

性冷淡是指性欲缺乏，通俗地讲即对性生活无兴趣，也有说是性欲减退。性冷淡与性快感缺乏是两个不同的概念，两者可以同时出现，亦可不同时出现。因此，性冷淡又分两种类型：有性感缺乏、性冷淡综合征和无性感缺乏、性冷淡综合征。引起性冷淡的原因主要是精神心理因素，通过夫妻相互按摩可以很好地增进夫妻感情，治疗因精神心理因素造成的性冷淡，增强性激情。

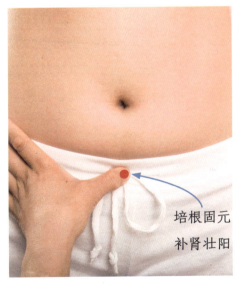

培根固元
补肾壮阳

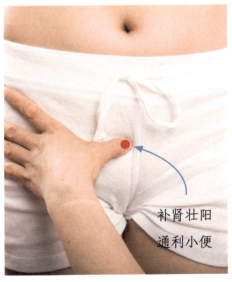

补肾壮阳
通利小便

被按摩者仰卧，按摩者用拇指指腹轻轻点按关元穴约2分钟，以局部出现酸、麻、胀感觉为佳。

被按摩者仰卧，按摩者用拇指按顺时针方向按揉曲骨穴约2分钟，然后按逆时针方向按揉约2分钟，以局部出现酸、麻、胀感觉为佳。

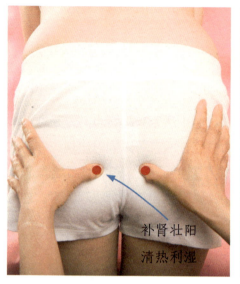

补肾壮阳
清热利湿

健脾安神
调补肝肾

被按摩者俯卧，双腿分开，按摩者用拇指轻轻点按会阳穴约2分钟，以局部出现酸、麻、胀感觉为佳。

被按摩者仰卧，按摩者用拇指按顺时针方向按揉三阴交穴约2分钟，然后按逆时针方向按揉约2分钟，以局部出现酸、麻、胀感觉为佳。

男性性冷淡加配穴位

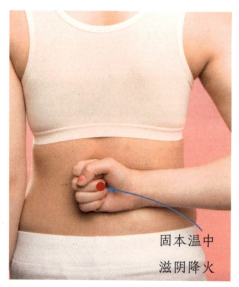

固本温中
滋阴降火

被按摩者俯卧，按摩者握拳，用掌指关节按顺时针方向按揉命门穴约2分钟，然后按逆时针方向按揉约2分钟，以局部出现酸、麻、胀感觉为佳。

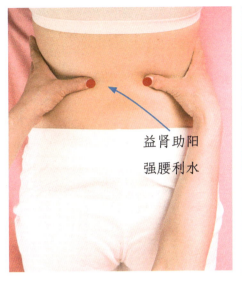

益肾助阳
强腰利水

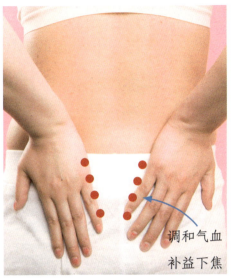

调和气血
补益下焦

被按摩者俯卧，按摩者用双手拇指或示指重叠按压肾俞穴1分钟，再按顺时针方向按揉约1分钟，然后按逆时针方向按揉约1分钟，以局部出现酸、麻、胀感觉为佳。

被按摩者屈肘前俯，坐在矮凳上，按摩者立其侧，手掌伸直，用掌面着力，紧贴骶部两侧皮肤，自上向下连续不断地直线往返摩擦八髎穴5～10分钟。

女性性冷淡加配穴位

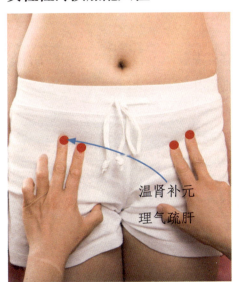

温肾补元
理气疏肝

被按摩者仰卧，按摩者用双手示指、中指按顺时针方向按揉归来、子宫穴约2分钟，然后按逆时针方向按揉约2分钟，以局部出现酸、麻、胀感觉为佳。

腹部穴位

关元穴： 在下腹部，前正中线上，脐中下3寸。

中极穴： 在下腹部，前正中线上，脐中下4寸。

归来穴： 在下腹部，脐中下4寸，前正中线旁开2寸。

子宫穴： 在下腹部，脐中下4寸，前正中线旁开3寸。

曲骨穴： 在人体的小腹部，由肚脐从上往下推，会触摸到一个拱形的骨头，这块骨头就是耻骨，在这个拱形边缘的中点的位置就是曲骨穴。

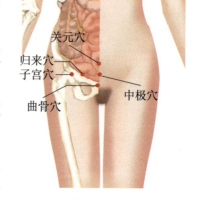

腰、臀骶部穴位

命门穴： 在腰部，当后正中线与脐水平线交叉点处。

肾俞穴： 在第2腰椎（第2腰椎与肚脐平齐）棘突下，旁开1.5寸。

八髎穴： 上髎、次髎、中髎和下髎，左右共8个穴位，分别在第1、2、3、4骶后孔中，合称"八髎穴"。

会阳穴： 在骶部，尾骨端旁开0.5寸。

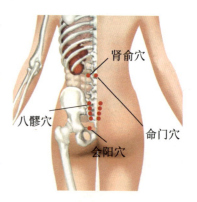

下肢穴位

蠡沟穴： 在小腿内侧，内踝尖上5寸，胫骨内侧面的中央。

三阴交穴： 在小腿内侧，内踝尖上3寸，胫骨内侧缘后方。

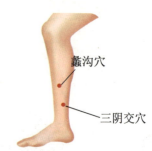

交接痛

交接痛又叫"性交疼痛"，是指夫妻性交时不是感到愉快而是感到不适甚至疼痛。其表现为性交时女性外阴、阴道深部或下腹部疼痛；男性阴茎、尿道、会阴或下腹部疼痛。中医认为，交接痛主要是因为肝脏与肾脏功能失调引起的，因此，按摩法治疗交接痛的取穴，多选择与这两个脏器相关的穴位，通过疏肝解郁、清泻肝火、滋肝补肾以达到止痛的目的。有些女性因心理因素也会引起交接痛，这种病因引起的交接痛具有游走性和时重时轻的特点，可以在按摩的同时采取心理疏导法治疗。

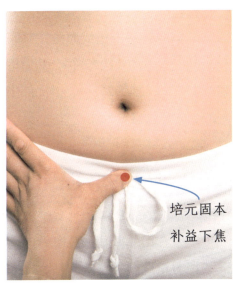

培元固本
补益下焦

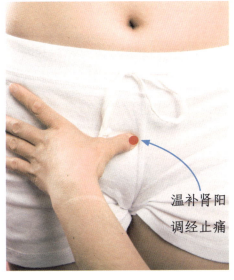

温补肾阳
调经止痛

被按摩者仰卧，按摩者用拇指指腹轻轻点按关元穴约2分钟，以局部出现酸、麻、胀感觉为佳。

被按摩者仰卧，按摩者用拇指按顺时针方向按揉曲骨穴约2分钟，然后按逆时针方向按揉约2分钟，以局部出现酸、麻、胀感觉为佳。

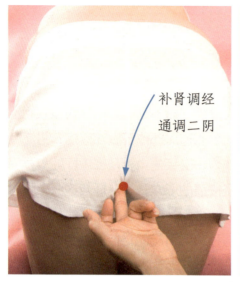

补肾调经
通调二阴

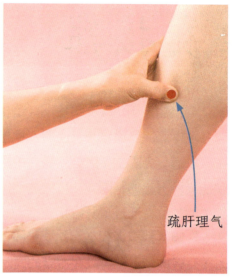

疏肝理气

被按摩者俯卧，双腿分开，按摩者用拇指或中指轻轻点按会阴穴约2分钟，当会阴穴有了热胀感时，即停止按摩。随着气力、体力增强，可以增加按摩次数。

被按摩者仰卧，小腿微微向外撇开，按摩者用中指或拇指按顺时针方向按揉蠡沟穴约2分钟，然后按逆时针方向按揉约2分钟，以局部出现酸、麻、胀感觉为佳。

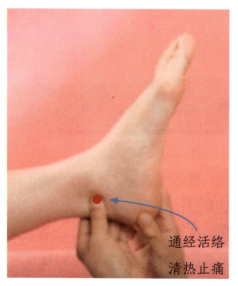

通经活络
清热止痛

按摩者用手握着被按摩者的踝部，用拇指点按太溪穴30秒，随即按顺时针方向按揉约1分钟，然后按逆时针方向按揉约1分钟，以局部出现酸、麻、胀感觉为佳。

关元穴： 在下腹部，前正中线上，脐中下3寸。

曲骨穴： 在人体的小腹部，由肚脐从上往下推，会触摸到一个拱形的骨头，这块骨头就是耻骨，在这个拱形边缘的中点的位置就是曲骨穴。

会阴穴： 在会阴部，男性为阴囊根部与肛门连线的中点，女性为大阴唇后联合与肛门连线的中点。

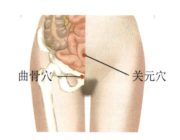

曲骨穴　　关元穴

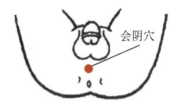

会阴穴

下肢穴位

蠡沟穴： 在小腿内侧，内踝尖上5寸，胫骨内侧面的中央。

太溪穴： 在足内侧，内踝尖与跟腱之间的凹陷处。

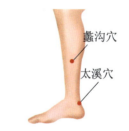

蠡沟穴

太溪穴

不育症

不育症指正常育龄夫妇婚后有正常性生活，在1年或更长时间，不避孕，也未生育，已婚夫妇发生不育者有15%，其中男性不育症的发病率占30%。生育的基本条件是具有正常的性功能和拥有能与卵子结合的正常精子，因此，无论是性器官解剖或生理缺陷，还是下丘脑－垂体－性腺轴调节障碍，都可以导致不育。中医学称本病为"无嗣"，认为与先天之本肾，后天之本脾及任脉、冲脉的元气精血不足有关。按摩相关穴位可益肾助阳，清热利湿，活血化瘀。

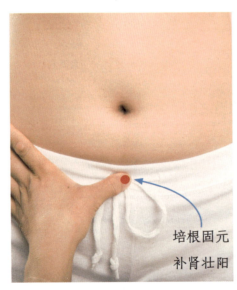

培根固元
补肾壮阳

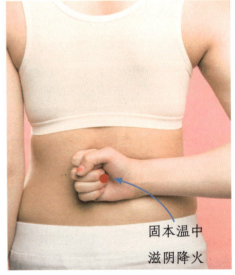

固本温中
滋阴降火

被按摩者仰卧，按摩者用拇指指腹轻轻点按关元穴约2分钟，以局部出现酸、麻、胀感觉为佳。

被按摩者俯卧，按摩者握拳，用掌指关节按顺时针方向按揉命门穴约2分钟，然后按逆时针方向按揉约2分钟，以局部出现酸、麻、胀感觉为佳。

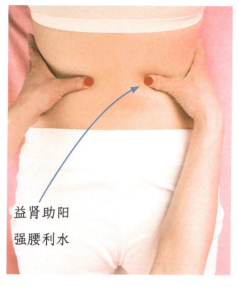

益肾助阳
强腰利水

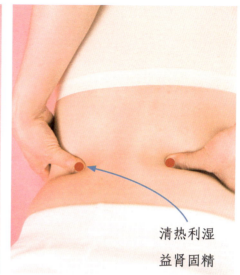

清热利湿
益肾固精

被按摩者俯卧，按摩者用双手拇指或示指重叠按压肾俞穴1分钟，再按顺时针方向按揉约1分钟，然后按逆时针方向按揉约1分钟，以局部出现酸、麻、胀感觉为佳。

被按摩者俯卧，按摩者用双手拇指重叠按压志室穴1分钟，再按顺时针方向按揉约1分钟，然后按逆时针方向按揉约1分钟，以局部出现酸、麻、胀感觉为佳。

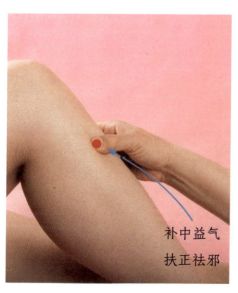

补中益气
扶正祛邪

被按摩者膝盖稍弯曲，按摩者用拇指按顺时针方向按揉足三里穴约2分钟，然后按逆时针方向按揉约2分钟，以局部出现酸、麻、胀感觉为佳。

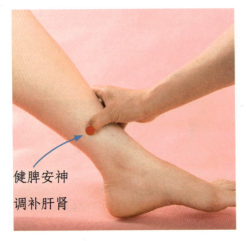

健脾安神
调补肝肾

被按摩者仰卧，按摩者用拇指按顺时针方向按揉三阴交穴约2分钟，然后按逆时针方向按揉约2分钟，以局部出现酸、麻、胀感觉为佳。

腹部

关元穴： 在下腹部，前正中线上，脐中下3寸。

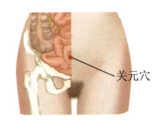

关元穴

腰部穴位

命门穴： 在腰部，当后正中线与脐水平线交叉点处。

肾俞穴： 在第2腰椎（第2腰椎与肚脐平齐）棘突下，旁开1.5寸。

志室穴： 在第2腰椎棘突下，旁开3寸。

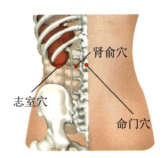

肾俞穴
志室穴
命门穴

下肢穴位

足三里穴： 在外膝眼下3寸，用自己的掌心盖住自己的膝盖骨，五指朝下，中指尽处便是此穴。

三阴交穴： 在小腿内侧，内踝尖上3寸，胫骨内侧缘后方。

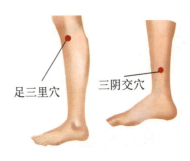

足三里穴
三阴交穴

房劳过度

规律的性生活有益身体健康，但如果性爱频率太高，反而会损害健康。古人认为"放纵私欲，不加克制，伤神损体"。房劳过度的主要症状表现为腰膝酸软、精神萎靡等身体虚弱、脏腑功能减退或未老先衰等。房劳过度可耗伤肾气，导致不育、早衰和削弱自卫能力，致使出现疾病及学习、工作效率低下。正常的性生活有助于身体健康，促进夫妻间感情融洽，但是过多的性生活会损害身体，使身体容易产生其他疾病。

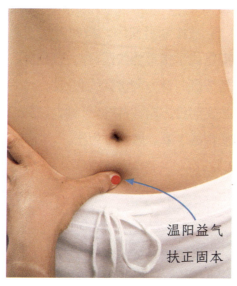

温阳益气
扶正固本

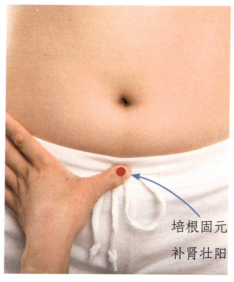

培根固元
补肾壮阳

被按摩者仰卧，按摩者用拇指指腹按压气海穴约30秒，然后按顺时针方向按揉约2分钟，以局部出现酸、麻、胀感觉为佳。

被按摩者仰卧，按摩者用拇指指腹轻轻点按关元穴约2分钟，以局部出现酸、麻、胀感觉为佳。

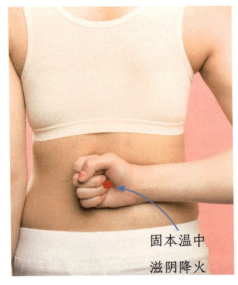

固本温中
滋阴降火

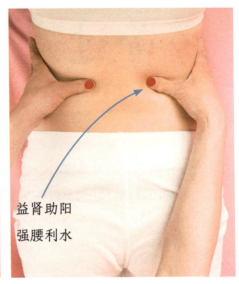

益肾助阳
强腰利水

被按摩者俯卧，按摩者握拳，用掌指关节按顺时针方向按揉命门穴约2分钟，然后按逆时针方向按揉约2分钟，以局部出现酸、麻、胀感觉为佳。

被按摩者俯卧，按摩者用双手拇指或示指重叠按压肾俞穴1分钟，再按顺时针方向按揉约1分钟，然后按逆时针方向按揉约1分钟，以局部出现酸、麻、胀感觉为佳。

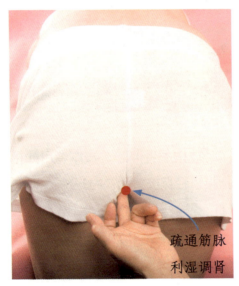

疏通筋脉
利湿调肾

被按摩者俯卧，双腿分开，按摩者用拇指或中指轻轻按揉会阴穴约2分钟，当会阴穴有了热胀感时，即停止按摩。随着气力、体力增强之后，可以增加按摩次数。

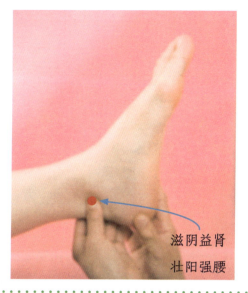

滋阴益肾
壮阳强腰

按摩者用手握着被按摩者的踝部，用拇指点按太溪穴30秒，随即按顺时针方向按揉约1分钟，然后按逆时针方向按揉约1分钟，以局部出现酸、麻、胀感觉为佳。

腹部穴位

气海穴：在下腹部，前正中线上，脐中下1.5寸。

关元穴：在下腹部，前正中线上，脐中下3寸。

会阴穴：在会阴部，男性为阴囊根部与肛门连线的中点，女性为大阴唇后联合与肛门连线的中点。

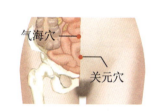

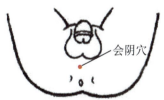

腰部穴位

命门穴：在腰部，当后正中线与脐水平线交叉点处。

肾俞穴：在第2腰椎（第2腰椎与肚脐平齐）棘突下，旁开1.5寸。

足部穴位

太溪穴：在足内侧，内踝尖与跟腱之间的凹陷处。

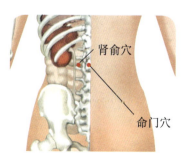

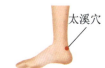

尿频

正常成人每天日间平均排尿4～6次，夜间就寝后0～2次；婴儿昼夜排尿20～30次。如排尿次数明显增多，超过了上述范围，就是尿频。尿频是一种临床症状，即小便次数增多，但无疼痛，又称小便频数。它可由多种原因引起，中医认为主要是人体肾气固摄不力，膀胱约束无能，气化不宣所致。按摩相关穴位能够健脾补肾，固涩小便。

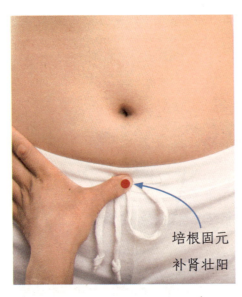

培根固元
补肾壮阳

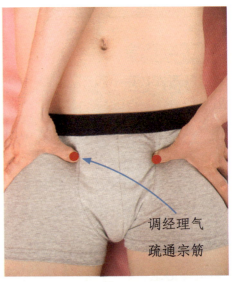

调经理气
疏通宗筋

被按摩者仰卧，按摩者用拇指指腹轻轻点按关元穴约2分钟，以局部出现酸、麻、胀感觉为佳。

被按摩者仰卧，按摩者用双手拇指按顺时针方向按揉气冲穴约2分钟，然后按逆时针方向按揉约2分钟，以局部出现酸、麻、胀感觉为佳。

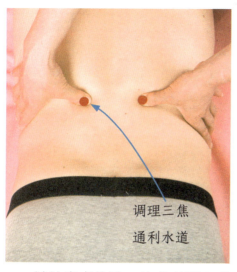

调理三焦
通利水道

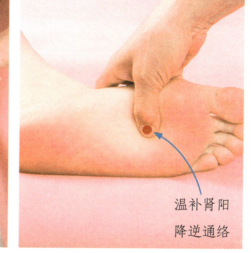

温补肾阳
降逆通络

被按摩者俯卧，按摩者用双手拇指按顺时针方向按揉三焦俞穴约2分钟，然后按逆时针方向按揉约2分钟，以局部出现酸、麻、胀感觉为佳。

按摩者一手托着按摩者的脚，另一手拇指从足跟通过涌泉穴搓向足尖约1分钟，然后按揉约1分钟，左右脚交替进行，以局部出现酸、麻、胀感为佳。

腹部穴位

关元穴： 在下腹部，前正中线上，脐中下3寸。

气冲穴： 在下腹部，脐中下5寸，距前正中线2寸，动脉搏动处。

腰部穴位

三焦俞穴： 在腰部，第1腰椎棘突下，旁开1.5寸。

足部

涌泉穴： 涌泉穴位于足底部，卷足时足前部凹陷处。

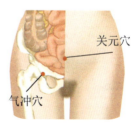

关元穴

气冲穴

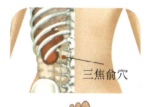

三焦俞穴

涌泉穴

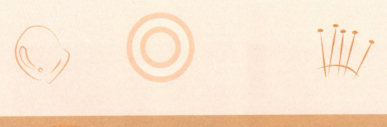
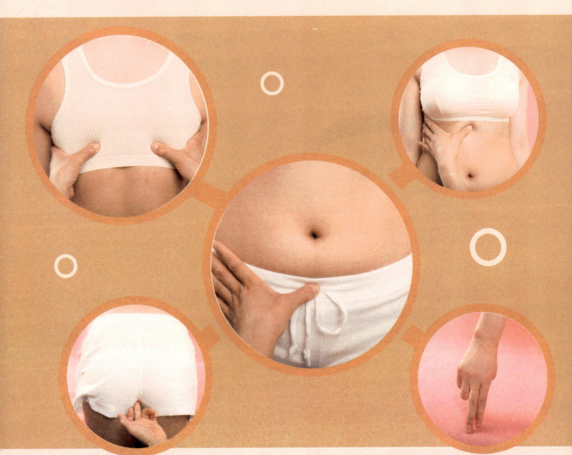

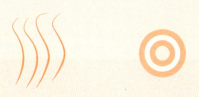

第五章

妙手调养赶走身体不适

风　寒　暑　湿

失眠

　　失眠是以经常不能获得正常睡眠为特征的一种病症。轻者入睡困难，有入睡后易醒，有醒后不能再入睡，亦有时睡时醒等症状，严重者则整夜不能入睡。长期的失眠可影响人们的生活、工作、学习。中医认为失眠即"不寐"，是因为脏腑功能失调，人体阴阳、气血失调造成心神不安，以致经常不易入寐的一种病症。按摩相关穴位可通过疏肝理气、安神凝志、健脾和胃、滋阴补肾、养气安神来治疗失眠。

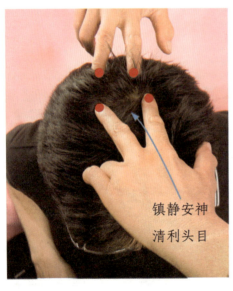

镇静安神
清利头目

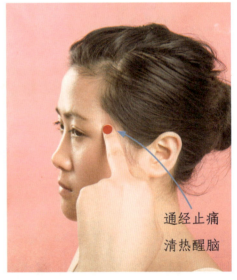

通经止痛
清热醒脑

　　被按摩者取坐位，按摩者用双手的示指和中指分别对准四神聪穴，持续点揉约2分钟，以局部出现酸、麻、胀感觉为佳。

　　被按摩者取坐位或仰卧，按摩者两手中指同时用力，按顺时针方向按揉太阳穴约2分钟，然后按逆时针方向按揉约2分钟，以局部出现酸、麻、胀感觉为佳。

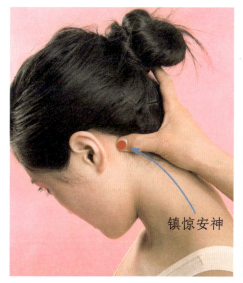

镇惊安神

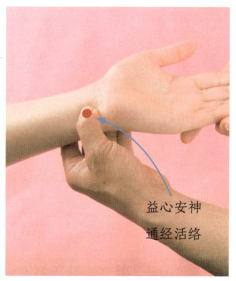

益心安神

通经活络

被按摩者仰卧或取坐位，按摩者双手拇指或中指指腹按顺时针方向按揉安眠穴约2分钟，然后按逆时针方向按揉约2分钟，以局部出现酸、麻、胀感觉为佳。

按摩者站在被按摩者一侧，一手托着其前臂，用拇指点按神门穴大约1分钟，左右手交替进行，以局部出现酸、麻、胀感觉为佳。

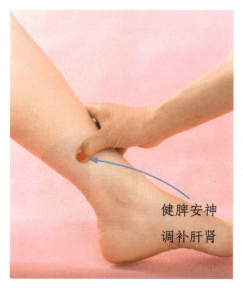

健脾安神

调补肝肾

被按摩者仰卧，按摩者用拇指按顺时针方向按揉三阴交穴约2分钟，然后按逆时针方向按揉约2分钟，以局部出现酸、麻、胀感觉为佳。

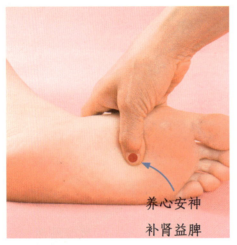
养心安神
补肾益脾

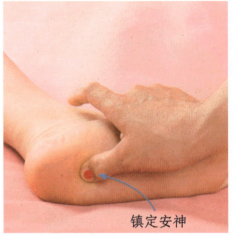
镇定安神

按摩者一手托着按摩者的脚，另一手拇指从足跟通过涌泉穴搓向足尖约1分钟，然后按揉约1分钟，左右脚交替进行，以局部出现酸、麻、胀感为佳。

被按摩者仰卧，按摩者用拇指朝足跟的方向推按失眠穴3分钟，以局部出现酸、麻、胀感觉为佳。

头颈部穴位

四神聪穴：在头顶的正中线和两耳尖连线的交点处为百会穴，百会穴前后左右各1寸，共4穴。

太阳穴：眉梢延长线与目外眦延长线的相交点。

安眠穴：耳后凹陷处（翳风穴）与枕骨下凹陷（风池穴）处连线的中点。

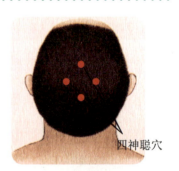
四神聪穴

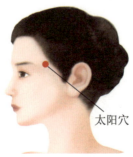
太阳穴

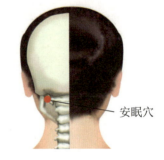
安眠穴

上肢穴位

神门穴：腕掌侧横纹小指端，尺侧腕屈肌腱桡侧凹陷处，握拳后前臂大筋内侧的位置。

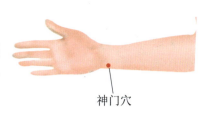

神门穴

下肢穴位

三阴交穴：在小腿内侧，内踝尖上3寸，胫骨内侧缘后方。

涌泉穴：涌泉穴位于足底部，卷足时足前部凹陷处。

失眠穴：该穴位于足底跟部，足底中线与内、外踝尖连线相交处，即脚跟的中心处。

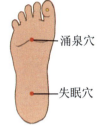

涌泉穴

失眠穴

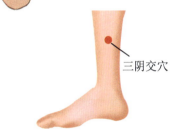

三阴交穴

心悸

心悸是指患者自觉心中悸动，惊惕不安，甚至不能自主的一种病症。常因惊恐、劳累而诱发，时作时止，发作时常伴有胸闷、眩晕、耳鸣等症状。病情较轻者症状为惊悸，病情较重者症状为怔忡。该病可见于现代医学各种原因引起的心律失常，如心动过速、心动过缓、期前收缩、心房颤动、房室传导阻滞、病态窦房结综合征、心功能不全、心肌炎、神经官能症等疾病。按摩下列穴位可以起到缓解、安神的作用。

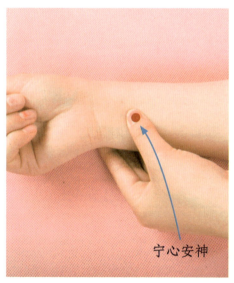

宁心安神

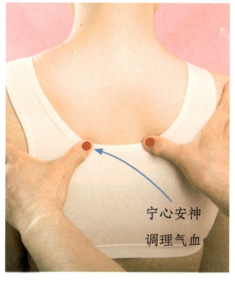

宁心安神
调理气血

按摩者左手托着被按摩者的前臂，右手拇指或示指点按内关穴约1分钟，以局部感到酸胀并向腕部和手放射为佳。

被按摩者俯卧或取坐位，按摩者双手拇指按顺时针方向按揉厥阴俞穴约2分钟，然后按逆时针方向按揉约2分钟，以局部出现酸、麻、胀感觉为佳。

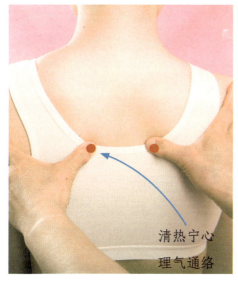

清热宁心
理气通络

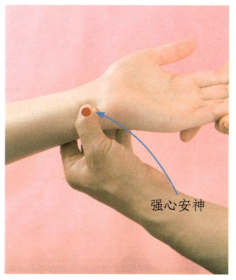

强心安神

被按摩者俯卧，按摩者站于一旁，用拇指或示指指腹按顺时针方向按揉心俞穴约2分钟，然后按逆时针方向按揉约2分钟，以局部出现酸、麻、胀感觉为佳。

按摩者站在被按摩者一侧，一手托着其前臂，用拇指点按神门穴大约1分钟，左右手交替进行，以局部出现酸、麻、胀感觉为佳。

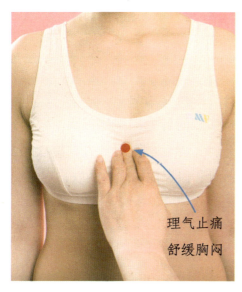

理气止痛
舒缓胸闷

被按摩者仰卧，按摩者用拇指或中指自下而上推膻中穴约2分钟，以局部出现酸、麻、胀感觉为佳。

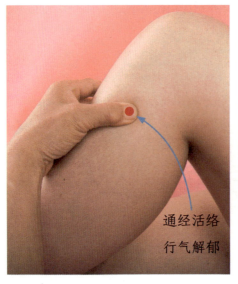

通经活络
行气解郁

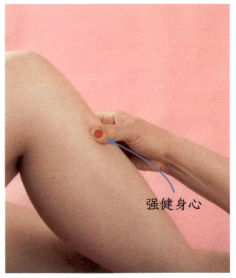

强健身心

被按摩者俯卧，按摩者站于一旁，用拇指指腹按顺时针方向按揉阳陵泉穴约2分钟，然后按逆时针方向按揉约2分钟，以局部出现酸、麻、胀感觉为佳。

被按摩者膝盖稍弯曲，按摩者用拇指按顺时针方向按揉足三里穴约2分钟，然后按逆时针方向按揉约2分钟，以局部出现酸、麻、胀感觉为佳。

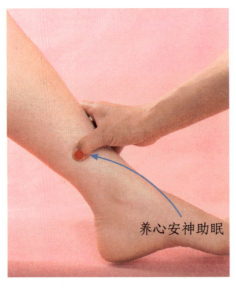

养心安神助眠

被按摩者仰卧，按摩者用拇指按顺时针方向按揉三阴交穴约2分钟，然后按逆时针方向按揉约2分钟，以局部出现酸、麻、胀感觉为佳。

上肢穴位

内关穴：仰掌，微屈腕关节，腕掌侧远端横纹上2寸，两条大筋之间即为本穴。

神门穴：腕掌侧横纹小指端，尺侧腕屈肌腱桡侧凹陷处，握拳后前臂大筋内侧的位置。

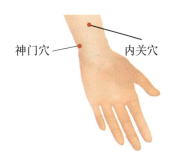

神门穴 　内关穴

背部穴位

厥阴俞穴：在第4胸椎棘突下，旁开1.5寸。

心俞穴：在第5胸椎棘突下，旁开1.5寸。

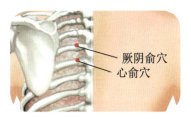

厥阴俞穴
心俞穴

胸部穴位

膻中穴：在两乳头连线的中点处。

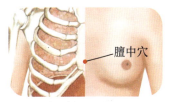

膻中穴

下肢穴位

阳陵泉穴：在小腿外侧，腓骨头前下方凹陷处。

足三里穴：在外膝眼下3寸，用自己的掌心盖住自己的膝盖骨，五指朝下，中指尽处便是此穴。

三阴交穴：在小腿内侧，内踝尖上3寸，胫骨内侧缘后方。

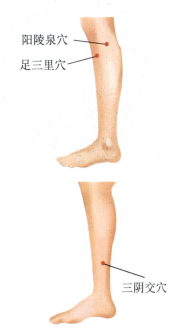

阳陵泉穴
足三里穴

三阴交穴

偏头痛

现代社会，偏头痛的患者越来越多，主要是工作、生活、遗传及不良生活方式等诸多因素而造成的。表现为发作性的偏侧搏动性头痛，伴恶心及呕吐等，经一段歇期后再次发病。在安静、黑暗环境内或睡眠后头痛缓解。在头痛发生前或发作时可伴有神经、精神功能障碍。按摩相关穴位，能良性地调节大脑皮质的功能活动，改善脑血管舒缩功能，促进脑血液循环，使脑功能恢复正常，从而达到治疗偏头痛的目的。

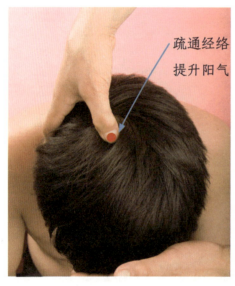

疏通经络
提升阳气

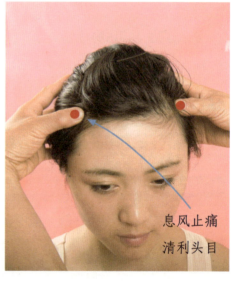

息风止痛
清利头目

被按摩者取坐位，按摩者用拇指按压百会穴约30秒，按顺时针方向按揉约1分钟，然后按逆时针方向按揉约1分钟，以局部出现酸、麻、胀感向头部四周放射为佳，每日2～3次。

被按摩者取坐位，按摩者用拇指按压头维穴约1分钟，按顺时针方向按揉约1分钟，然后按逆时针方向按揉约1分钟，以局部出现酸、麻、胀感向头部四周放射为佳，每日2～3次。

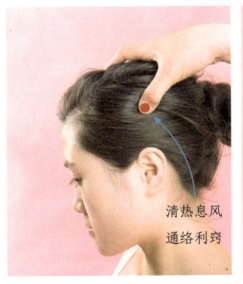

清热息风
通络利窍

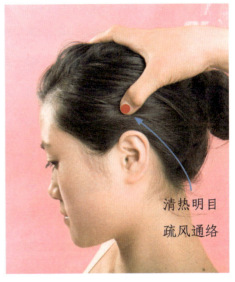

清热明目
疏风通络

被按摩者取坐位，按摩者用拇指按顺时针方向按揉率谷穴约1分钟，然后按逆时针方向按揉约1分钟，以局部出现酸、麻、胀感向头部四周放射为佳。

被按摩者取坐位，按摩者用拇指按顺时针方向按揉角孙穴约1分钟，然后按逆时针方向按揉约1分钟，以局部出现酸、麻、胀感向头部四周放射为佳。

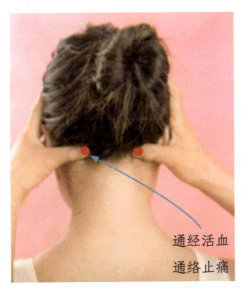

通经活血
通络止痛

被按摩者取坐位，按摩者用拇指指腹或示指、中指两指并拢，用力环形揉按风池穴，同时头部尽力向后仰，以局部出现酸、沉、重、胀感为宜。每次按揉10分钟，早、晚各按揉一次。

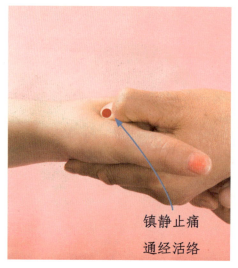

镇静止痛

通经活络

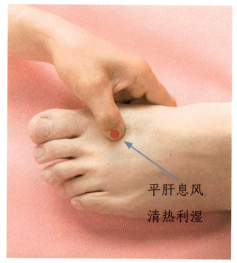

平肝息风

清热利湿

按摩者用大拇指垂直往下按合谷穴，做一紧一按一揉一松地按压，按压的力量要慢慢加强，频率约为每分钟30次，按压穴位时以出现酸、麻、胀感觉为佳。

按摩者一手托着按摩者的足部，另一手拇指点按太冲穴大约30秒，按顺时针方向按揉约1分钟，然后按逆时针方向按揉约1分钟，以局部出现酸、麻、胀感为佳。

头、颈部穴位

百会穴： 在头顶的正中线和两耳尖连线的交点处，也就是在头顶的正中心。

风池穴： 在后头骨下两条大筋外缘陷窝中，与耳垂齐平处。

头维穴： 在头侧部，额角发际上0.5寸，头正中线旁4.5寸。

率谷穴： 在头侧部，当耳尖直上入发际1.5寸，角孙直上方。

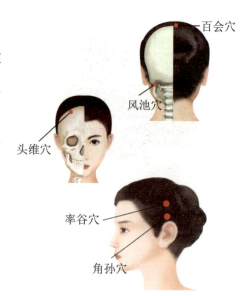

百会穴

风池穴

头维穴

率谷穴

角孙穴

角孙穴： 在头侧部，折耳郭向前，当耳尖直上入发际处。

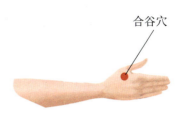

合谷穴

手部穴位

合谷穴： 拇、示指并拢，两指掌骨间有一肌肉隆起，隆起肌肉的顶端就是本穴。

足部穴位

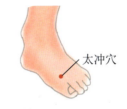

太冲穴

太冲穴： 坐位，在脚背沿着第一趾和第二趾间的横纹向上推，有一凹陷处就是太冲穴。

困倦易疲劳

困倦易疲劳是亚健康状态最常见的情况，随着工作紧张、精神压力的增大而增加，长时间下去会患疲劳综合征，进而影响生活质量。其主要症状为少量运动后就会疲劳、困倦、睡眠质量低等。在现代社会中，困倦易疲劳几乎成了上班族的通病，穴位按摩能明目醒脑，很快缓解疲劳。

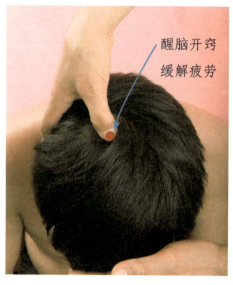

醒脑开窍
缓解疲劳

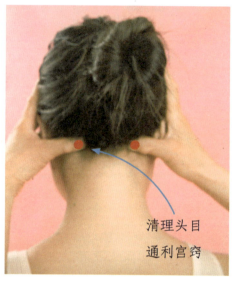

清理头目
通利宫窍

被按摩者取坐位，按摩者用拇指按压百会穴约30秒，按顺时针方向按揉约1分钟，然后按逆时针方向按揉约1分钟，以局部出现酸、麻、胀感向头部四周放射为佳，每日2～3次。

被按摩者取坐位，按摩者用拇指指腹或示指、中指两指并拢，用力环形揉按风池穴，同时头部尽力向后仰，以局部出现酸、沉、重、胀感为宜。每次按揉10分钟，早、晚各按揉一次。

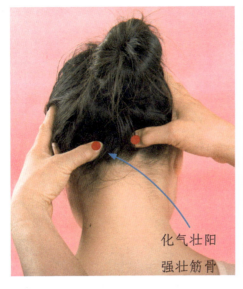

化气壮阳
强壮筋骨

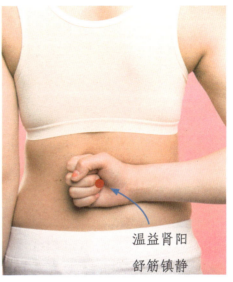

温益肾阳
舒筋镇静

被按摩者取坐位，按摩者用拇指、示指同时着力，按压天柱穴约2分钟，以局部出现酸、麻、胀感为佳。

被按摩者俯卧，按摩者握拳，用掌指关节按顺时针方向按揉命门穴约2分钟，然后按逆时针方向按揉约2分钟，以局部出现酸、麻、胀感觉为佳。

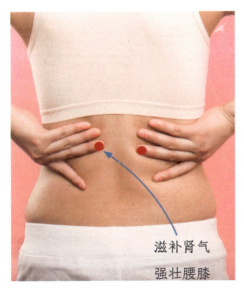

滋补肾气
强壮腰膝

被按摩者俯卧，按摩者用双手拇指或示指重叠按压肾俞穴1分钟，再按顺时针方向按揉约1分钟，然后按逆时针方向按揉约1分钟，以局部出现酸、麻、胀感觉为佳。

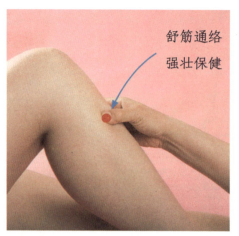

舒筋通络
强壮保健

被按摩者膝盖稍弯曲，按摩者用拇指按顺时针方向按揉足三里穴约2分钟，然后按逆时针方向按揉约2分钟，以局部出现酸、麻、胀感觉为佳。

头、颈部穴位

百会穴： 在头顶的正中线和两耳尖连线的交点处，也就是在头顶的正中心。

风池穴： 在后头骨下两条大筋外缘陷窝中，与耳垂齐平处。

天柱穴： 低头或俯卧，由后发际正中直上五分处即是哑门穴，由哑门穴旁开约二横指，项部大筋的外缘处即为本穴。

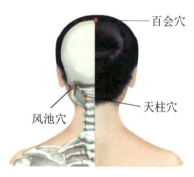

百会穴

天柱穴

风池穴

腰部穴位

命门穴： 在腰部，当后正中线与脐水平线交叉点处。

肾俞穴： 在第2腰椎（第2腰椎与肚脐平齐）棘突下，旁开1.5寸。

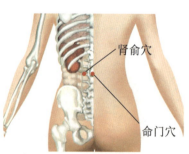

肾俞穴

命门穴

下肢穴位

足三里穴： 在外膝眼下3寸，用自己的掌心盖住自己的膝盖骨，五指朝下，中指尽处便是此穴。

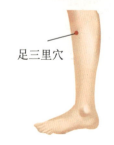

足三里穴

便秘

便秘是指大便次数减少，排便间隔时间过长，粪质干结，排便艰难；或粪质不硬，虽有便意，但便出不畅，多伴有腹部不适的病症。引起病变的原因有久坐少动、食物过于精细、缺少纤维素等，使大肠运动缓慢，水分被吸收过多，粪便干结坚硬，滞留肠腔，排出困难。还有因年老体弱，津液不足；或贪食辛辣厚味，胃肠积热；或水分缺乏；或多次妊娠、过度肥胖等，皆可导致便秘。中医认为，便秘主要由燥热内结、气机郁滞、津液不足和脾肾虚寒所引起。按摩相关穴位够调整脏腑功能，通便理气。

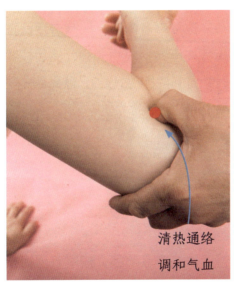

清热通络
调和气血

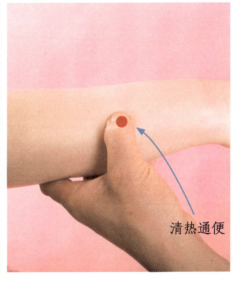

清热通便

按摩者一手托着被按摩者的手臂，另一手拇指按顺时针方向按揉曲池穴约2分钟，然后按逆时针方向按揉约2分钟，左右手交替进行，以局部出现酸、麻、胀感为佳。

按摩者用拇指指腹按压支沟穴约30秒，然后按顺时针方向按揉约2分钟，以局部出现酸、麻、胀感觉为佳。

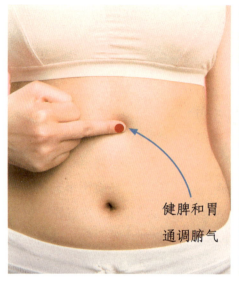

健脾和胃
通调腑气

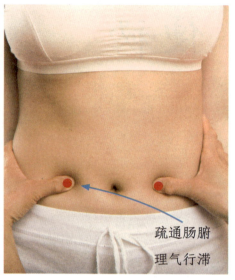

疏通肠腑
理气行滞

被按摩者仰卧，按摩者用拇指或中指指腹按压中脘穴约30秒，然后按顺时针方向按揉约2分钟，以局部出现酸、麻、胀感觉为佳。

被按摩者仰卧，按摩者用拇指指腹按压天枢穴约30秒，然后按顺时针方向按揉约2分钟，以局部出现酸、麻、胀感觉为佳。

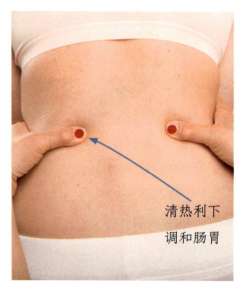

清热利下
调和肠胃

被按摩者俯卧，按摩者用拇指指腹按揉大肠俞穴约2分钟，以局部出现酸、麻、胀感觉为佳。

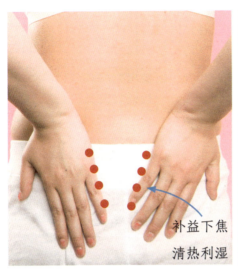

补益下焦
清热利湿

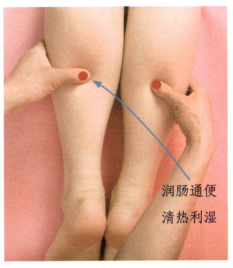

润肠通便
清热利湿

被按摩者屈肘前俯，坐在矮凳上，按摩者立其侧，手掌伸直，用掌面着力，紧贴骶部两侧皮肤，自上向下连续不断地直线往返摩擦八髎穴5~10分钟。

被按摩者俯卧，按摩者用两手拇指端点按两侧承山穴，力度以稍感酸痛为宜，一压一松为1次，连做10~20次。

上肢穴位

曲池穴：在屈肘时，肘横纹外侧端凹陷处。

支沟穴：在前臂背侧，阳池与肘尖的连线上，腕背横纹上3寸，尺骨与桡骨之间。

腹部穴位

中脘穴：脐中央与胸骨体下缘两点之中央（脐中上4寸）即为本穴。

天枢穴：在腹中部，距脐中2寸。

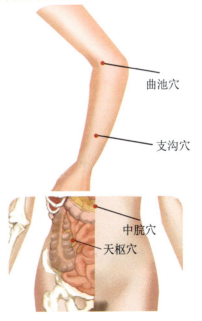

曲池穴

支沟穴

中脘穴

天枢穴

腰、臀骶部穴位

大肠俞穴： 在腰部，当第4腰椎棘突下，旁开1.5寸。

八髎穴： 上髎、次髎、中髎和下髎，左右共8个穴位，分别在第1、2、3、4骶后孔中，合称"八髎穴"。

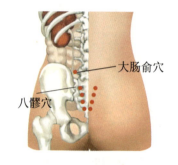

下肢穴位

承山穴： 小腿后面正中，委中与昆仑之间，当伸直小腿或足跟上提时腓肠肌肌腹下出现尖角凹陷处。

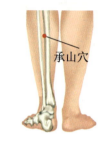

眼睛疲劳

　　眼睛疲劳是一种眼科常见病，它所引起的眼干、眼涩、眼酸胀、视物模糊甚至视力下降直接影响着人们的工作与生活。眼睛疲劳主要是由于人们平时全神贯注看电脑屏幕时，眼睛眨眼次数减少，造成眼泪分泌相应减少，同时闪烁荧屏强烈刺激眼睛而引起的。它会导致人的颈、肩等相应部位出现疼痛，还会引发和加重各种眼病。眼部保健按摩法是通过按摩手法对穴位的刺激，达到疏通经络，调和气血，增强眼部周围的血液循环，改善眼部神经的营养，解除眼肌疲劳的功效。

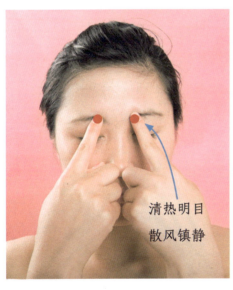

清热明目
散风镇静

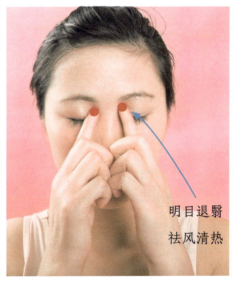

明目退翳
祛风清热

　　被按摩者仰卧，按摩者坐其头后，双手拇指或示指轻轻按揉攒竹穴约2分钟，以局部有酸胀感为佳。

　　被按摩者仰卧，按摩者坐其头后，双手拇指或示指轻轻按揉睛明穴约2分钟，以局部有酸胀感为佳。

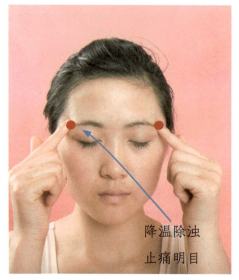

降温除浊
止痛明目

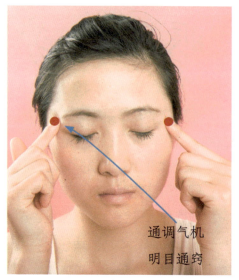

通调气机
明目通窍

被按摩者仰卧，按摩者用双手拇指或示指按顺时针方向按揉丝竹空穴约2分钟，然后按逆时针方向按揉约2分钟，以局部出现酸、麻、胀感觉为佳。

被按摩者仰卧，按摩者坐于其头后，双手拇指或示指同时按压瞳子髎半分钟后，按顺时针方向按揉1分钟，然后逆时针方向按揉1分钟。

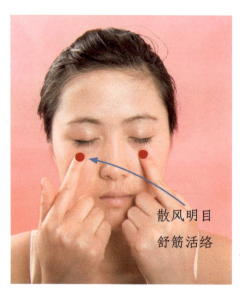

散风明目
舒筋活络

被按摩者仰卧，按摩者坐于其头后，用双手拇指或示指顺时针方向按揉四白穴约2分钟，然后逆时针方向按揉约2分钟，以局部感到酸胀并向整个前额放射为好。

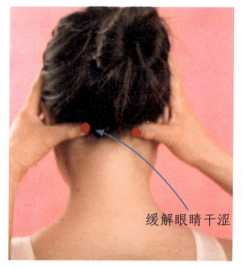

缓解眼睛干涩

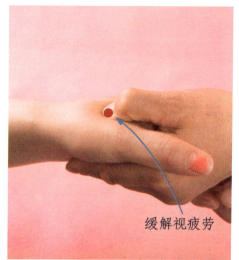

缓解视疲劳

被按摩者取坐位，按摩者用拇指指腹或示指、中指两指并拢，用力环形揉按风池穴，同时头部尽力向后仰，以局部出现酸、沉、重、胀感为宜。每次按揉10分钟，早、晚各按揉一次。

按摩者用大拇指垂直往下按合谷穴，做一紧一按一揉一松地按压，按压的力量要慢慢加强，频率约为每分钟30次，按压穴位时以出现酸、麻、胀感觉为佳。

头面部穴位

攒竹穴：在面部，眉头凹陷中，额切迹处。

睛明穴：在面部，目内眦角稍上方凹陷处。

丝竹空穴：在面部，在眉梢凹陷处。

瞳子髎穴：在面部，目外眦外侧，眶外侧缘凹陷中。

四白穴：在面部，瞳孔直下，当眶下孔凹陷处。

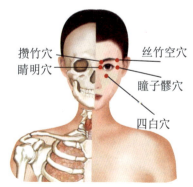

攒竹穴
睛明穴
丝竹空穴
瞳子髎穴
四白穴

肩颈部穴位

风池穴： 后头骨下两条大筋外缘陷窝中，与耳垂齐平处。

手部穴位

合谷穴： 拇、示指并拢，两指掌骨间有一肌肉隆起，隆起肌肉的顶端就是本穴。

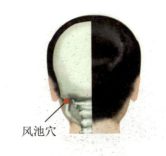

风池穴

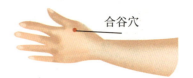

合谷穴

辅 助 穴 位

头面部穴位

鱼腰穴： 在额部，瞳孔直上，眉毛中。

承泣穴： 在面部，瞳孔直下，当眼球与眶下缘之间。

太阳穴： 眉梢延长线与目外眦延长线的相交点。

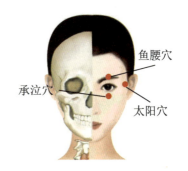

承泣穴 　 鱼腰穴 　 太阳穴

上肢穴位

手三里穴： 在手背横纹拇指侧，拇指向上翘起时的凹洞就是阳溪穴。阳溪与曲池连线上，肘横纹下2寸就是手三里。

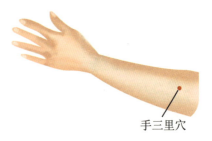

手三里穴

下肢穴位

三阴交穴： 在小腿内侧，内踝尖上3寸，胫骨内侧缘后方。

太冲穴： 坐位，在脚背沿着第一趾和第二趾间的横纹向上推，有一凹陷处就是太冲穴。

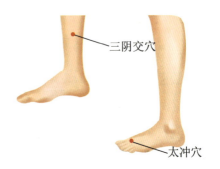

三阴交穴

太冲穴

耳鸣耳痛

耳鸣是听觉功能的紊乱现象，临床表现是多种多样的，如有刮风似的呼呼声，有机器响似的隆隆声，有蝉鸣般的唧唧声，或有的似虫鸣、鸟叫、流水声，以及哨声、铃声等。高音耳鸣时可使人烦躁不安，影响工作和睡眠，使患者非常痛苦。而耳痛是以耳朵里面疼为特征的一种常见症状，可分为耳源性耳朵疼、反射性耳朵疼以及神经性耳朵疼三种，就耳朵本身的病变而言，最主要的原因是耳朵发炎。按摩相关穴位，可清热降浊、补益肾气、调和脾胃，从而治疗该病。

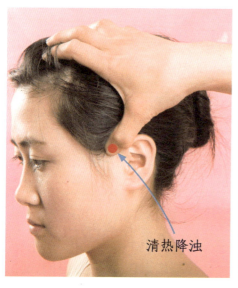

清热降浊

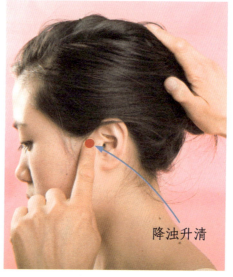

降浊升清

被按摩者仰卧，按摩者坐于被按摩者头后，双手拇指相对，同时轻轻用力按住耳和髎30秒，然后顺时针方向揉约2分钟，以局部有酸、胀感为佳。

被按摩者仰卧，微微张口，按摩者坐于被按摩者头后，用双手拇指或示指相对，同时轻轻用力按压耳门穴半分钟，然后自上而下推耳前20次，以局部有酸、胀感为佳。

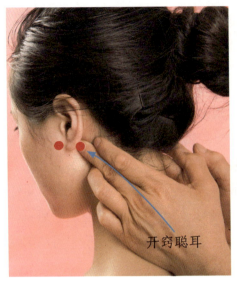

开窍聪耳

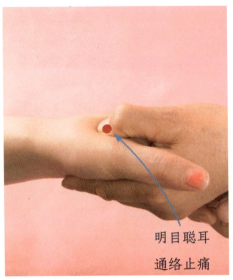

明目聪耳

通络止痛

　　按摩者用两手拇指或中指按在左右翳风穴、听宫穴上，顺时针方向按揉约2分钟，然后逆时针方向按揉约2分钟。

　　按摩者用大拇指垂直往下按合谷穴，做一紧一按一揉一松地按压，按压的力量要慢慢加强，频率约为每分钟30次，按压穴位时以出现酸、麻、胀感觉为佳。

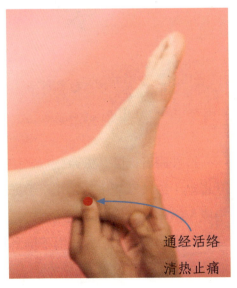

通经活络

清热止痛

　　按摩者用手握着被按摩者的踝部，用拇指点压太溪穴30秒，随即按顺时针方向按揉约1分钟，然后按逆时针方向按揉约1分钟，以局部出现酸、麻、胀感觉为佳。

头面部穴位

耳和髎穴：平耳郭根前，鬓发后缘之动脉搏动处取穴。

耳门穴：耳屏上切迹的前方，下颌骨髁突后缘，张口有凹陷处。

听宫穴：耳屏前，下颌骨髁状突的后方，张口时呈凹陷处。

翳风穴：在耳垂后凹陷处。

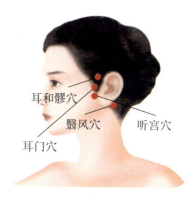

手部穴位

合谷穴：拇、示指并拢，两指掌骨间有一肌肉隆起，隆起肌肉的顶端就是本穴。

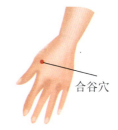

足部穴位

太溪穴：在足内侧，内踝尖与跟腱之间的凹陷处。

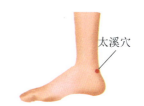

食欲缺乏

所谓的"食欲"，是一种想要进食的生理需求，是对食物的期望，是在期望进食时感觉到的一种愉快感。一旦这种需求低落，甚至消失，即称为食欲缺乏。食欲缺乏相当于中医的纳呆、纳少等症状，多与人体的脾胃功能失调有关。按摩是通过刺激经络和俞穴，调节脏腑组织功能，运行气血，联络脏腑，沟通内外，贯通上下，泻其有余，补其不足，促使人体气血流通，从而使人体增强抗病能力，使机体的正常活动得以恢复和维持。

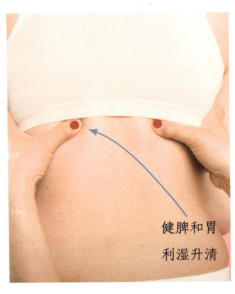

健脾和胃
利湿升清

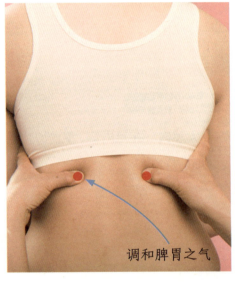

调和脾胃之气

被按摩者俯卧，按摩者用两手拇指按在脾俞穴上，其余四指附着在肋骨上，按揉约2分钟；或捏空拳揉擦脾俞穴30～50次，揉擦至局部有热感为佳。

被按摩者俯卧，按摩者用双手拇指重叠按压胃俞穴1分钟，再按顺时针方向按揉约1分钟，然后按逆时针方向按揉约1分钟，以局部出现酸、麻、胀感觉为佳。

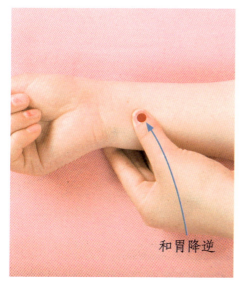

和胃降逆

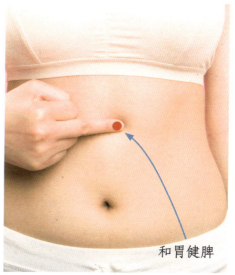

和胃健脾

按摩者左手托着被按摩者的前臂，右手拇指或示指点按内关穴约1分钟，以局部感到酸胀并向腕部和手放射为佳。

被按摩者仰卧，按摩者用拇指或中指指腹按压中脘穴约30秒，然后按顺时针方向按揉约2分钟，以局部出现酸、麻、胀感觉为佳。

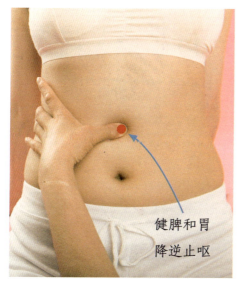

健脾和胃

降逆止呕

被按摩者仰卧，按摩者用拇指指腹按压下脘穴约30秒，然后按顺时针方向按揉约2分钟，以局部出现酸、麻、胀感觉为佳。

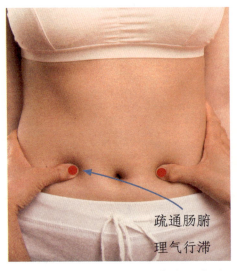

疏通肠腑
理气行滞

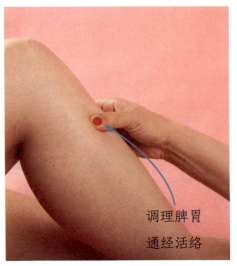

调理脾胃
通经活络

被按摩者仰卧，按摩者用拇指指腹按压天枢穴约30秒，然后按顺时针方向按揉约2分钟，以局部出现酸、麻、胀感觉为佳。

被按摩者膝盖稍弯曲，按摩者用拇指按顺时针方向按揉足三里穴约2分钟，然后按逆时针方向按揉约2分钟，以局部出现酸、麻、胀感觉为佳。

背部穴位

脾俞穴：在第11胸椎棘突下，旁开1.5寸。

胃俞穴：在第12胸椎棘突下，旁开1.5寸。

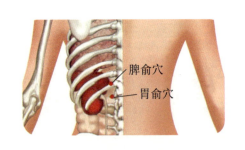

上肢穴位

内关穴：仰掌，微屈腕关节，腕掌侧远端横纹上2寸，两条大筋之间即为本穴。

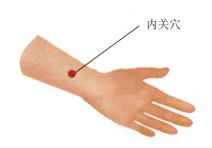

中脘穴：脐中央与胸骨体下缘两点之中央（脐中上4寸）。

下脘穴：在上腹部，前正中线上，脐中上2寸。

天枢穴：在腹中部，距脐中2寸。

足三里穴：在外膝眼下3寸，用自己的掌心盖住自己的膝盖骨，五指朝下，中指尽处便是此穴。

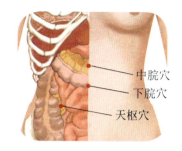

中脘穴
下脘穴
天枢穴

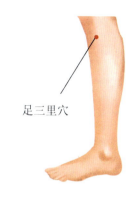

足三里穴

消瘦

人体因疾病或某些因素体重下降超过正常标准体重的10%时称为消瘦。造成人体消瘦的原因主要有，病理性疾病，如肠道寄生虫、贫血、糖尿病、甲状腺功能亢进、长期活动性结核病等；脾胃功能低下，主要是由于脾胃吸收功能低下，营养不能充分吸收引起的；复合型即脾胃性消瘦与病理性消瘦合并所导致；精神因素；其他因素，如饮食因素、遗传因素、内分泌因素等都会导致身体消瘦。按摩相关穴位能行气活血，清热化滞，健脾和胃。

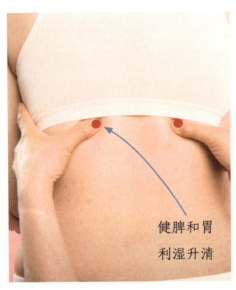

健脾和胃
利湿升清

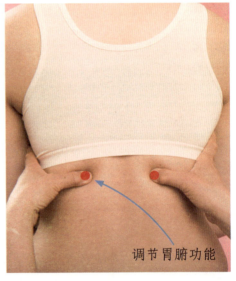

调节胃腑功能

被按摩者俯卧，按摩者用两手拇指按在脾俞穴上，其余四指附着在肋骨上，按揉约2分钟；或捏空拳揉擦脾俞穴30～50次，揉擦至局部有热感为佳。

被按摩者俯卧，按摩者用双手拇指重叠按压胃俞穴1分钟，再按顺时针方向按揉约1分钟，然后按逆时针方向按揉约1分钟，以局部出现酸、麻、胀感觉为佳。

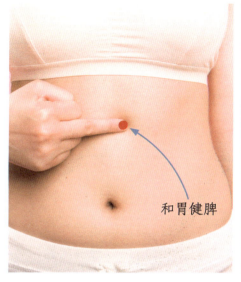

和胃健脾

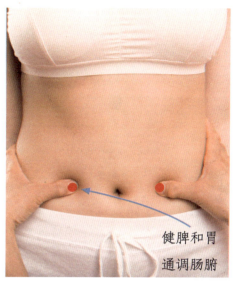

健脾和胃
通调肠腑

被按摩者仰卧，按摩者用拇指或中指指腹按压中脘穴约30秒，然后按顺时针方向按揉约2分钟，以局部出现酸、麻、胀感觉为佳。

被按摩者仰卧，按摩者用拇指指腹按压天枢穴约30秒，然后按顺时针方向按揉约2分钟，以局部出现酸、麻、胀感觉为佳。

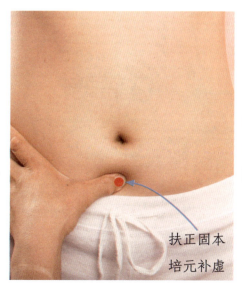

扶正固本
培元补虚

被按摩者仰卧，按摩者用拇指指腹按压气海穴约30秒，然后按顺时针方向按揉约2分钟，以局部出现酸、麻、胀感觉为佳。

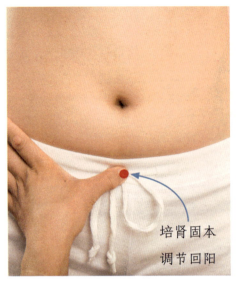

培肾固本
调节回阳

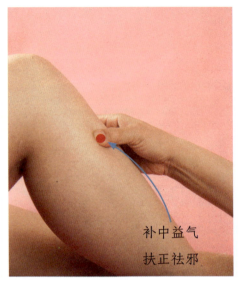

补中益气
扶正祛邪

被按摩者仰卧，按摩者用拇指指腹轻轻点按关元穴约2分钟，以局部出现酸、麻、胀感觉为佳。

被按摩者膝盖稍弯曲，按摩者用拇指按顺时针方向按揉足三里穴约2分钟，然后按逆时针方向按揉约2分钟，以局部出现酸、麻、胀感觉为佳。

背部穴位

脾俞穴： 在第11胸椎棘突下，旁开1.5寸。

胃俞穴： 在第12胸椎棘突下，旁开1.5寸。

腹部穴位

中脘穴： 在脐中央与胸骨体下缘两点之中央（脐中上4寸）。

天枢穴： 在腹中部，距脐中2寸。

气海穴： 在下腹部，前正中线

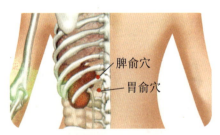

脾俞穴
胃俞穴

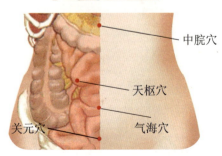

中脘穴
天枢穴
关元穴
气海穴

上，脐中下1.5寸。

关元穴：在下腹部，前正中线上，脐中下3寸。

下肢穴位

足三里穴：在外膝眼下3寸，用自己的掌心盖住自己的膝盖骨，五指朝下，中指尽处便是此穴。

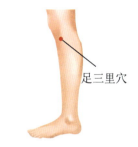
足三里穴

辅助穴位

背部穴位

肾俞穴：在第2腰椎棘突下（第2腰椎与肚脐平齐），旁开1.5寸。

三焦俞穴：在腰部，第1腰椎棘突下，旁开1.5寸。

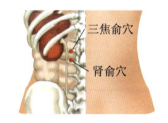
三焦俞穴
肾俞穴

腹部穴位

梁门穴：在上腹部，脐中上4寸，距前正中线2寸。

神阙穴：在腹中部，脐中央。

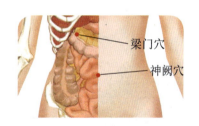
梁门穴
神阙穴

下肢穴位

血海穴：用力蹬直下肢，髌骨内上缘上约2横指处鼓起之肌肉（股内收肌）的中点。

三阴交穴：在小腿内侧，内踝尖上3寸，胫骨内侧缘后方。

太溪穴：在足内侧，内踝尖与跟腱之间的凹陷处。

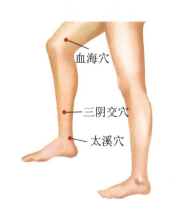
血海穴
三阴交穴
太溪穴

眩晕

　　眩晕是一种运动错觉或幻觉，是患者对于空间关系的定向障碍或平衡障碍。患者或以倾倒的感觉为主，或感到自身晃动、景物旋转。发作时，患者睁眼时感觉周围物体在旋转，闭眼后感觉自身在旋转，常伴有恶心、呕吐、出冷汗、心率过快或过缓、血压升高或降低，甚至伴有肠蠕动亢进和便意频繁等。中医认为，眩晕多为肝阳上亢，气血亏虚，肾精不足，痰浊中阻所致。按摩相关穴位可补肾清肝，祛痰止眩。

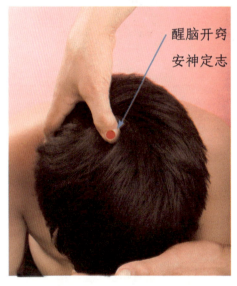

醒脑开窍
安神定志

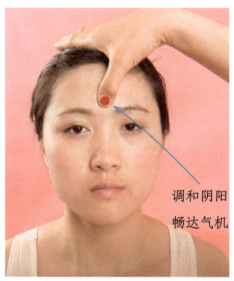

调和阴阳
畅达气机

　　被按摩者取坐位，按摩者用拇指按压百会穴约30秒，按顺时针方向按揉约1分钟，然后按逆时针方向按揉约1分钟，以局部出现酸、麻、胀感向头部四周放射为佳，每日2～3次。

　　被按摩者仰卧，按摩者用拇指从鼻子向额头方向推抹印堂穴约2分钟，以局部出现酸、麻、胀感觉为佳。

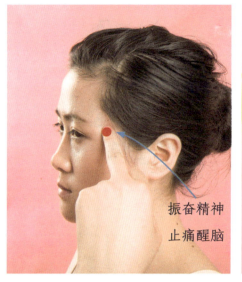

振奋精神
止痛醒脑

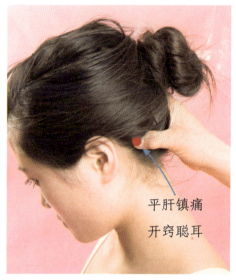

平肝镇痛
开窍聪耳

被按摩者取坐位或仰卧，按摩者两手中指同时用力，按顺时针方向按揉太阳穴约2分钟，然后按逆时针方向按揉约2分钟，以局部出现酸、麻、胀感觉为佳。

按摩者用两手拇指同时着力按压头窍阴穴半分钟，然后顺时针方向按揉约2分钟，以局部有酸，胀感为佳。

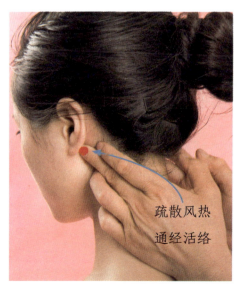

疏散风热
通经活络

按摩者用中指按在左右翳风穴上，顺时针方向按揉约2分钟，然后逆时针方向按揉约2分钟。

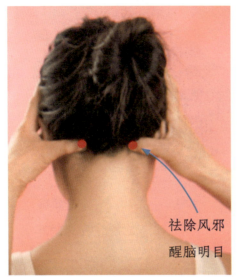

祛除风邪
醒脑明目

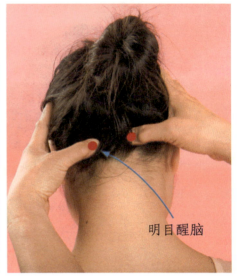

明目醒脑

被按摩者取坐位，按摩者用拇指指腹或示指、中指两指并拢，用力环形揉按风池穴，同时被按摩者头部尽力向后仰，以局部出现酸、沉、重、胀感为佳。每次按揉10分钟，早、晚各按揉一次。

被按摩者取坐位，按摩者用拇指、示指同时着力，按压天柱穴约2分钟，以局部出现酸、麻、胀感为佳。

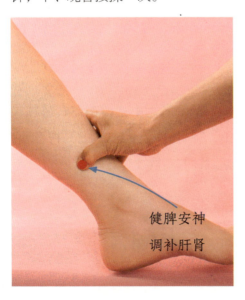

健脾安神
调补肝肾

被按摩者仰卧，按摩者用拇指按顺时针方向按揉三阴交穴约2分钟，然后按逆时针方向按揉约2分钟，以局部出现酸、麻、胀感觉为佳。

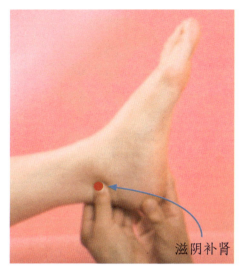

滋阴补肾

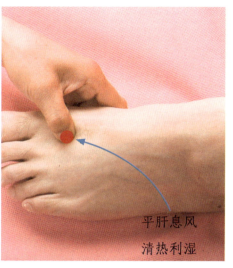

平肝息风

清热利湿

按摩者用手握着被按摩者的踝部，用拇指点压太溪穴30秒，随即按顺时针方向按揉约1分钟，然后按逆时针方向按揉约1分钟，以局部出现酸、麻、胀感觉为佳。

按摩者一手托着按摩者的足部，另一手拇指点按太冲穴大约30秒，按顺时针方向按揉约1分钟，然后按逆时针方向按揉约1分钟，以局部出现酸、麻、胀感为佳。

头部、颈部穴位

百会穴： 在头顶的正中线和两耳尖连线的交点处，也就是在头顶的正中心。

风池穴： 在后头骨下两条大筋外缘陷窝中，与耳垂齐平处。

天柱穴： 低头或俯卧，由后发际正中直上五分处即是哑门穴，由哑门穴旁开约两横指，项部大筋的外缘处即为本穴。

印堂穴： 位于额部，两眉头连线

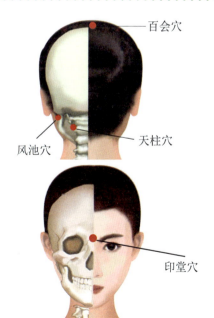

百会穴

风池穴

天柱穴

印堂穴

的中点。

太阳穴：在眉梢延长线与目外眦延长线的相交点。

头窍阴穴：头窍阴穴位于耳后方，在乳状突起上方的外耳缘后侧凹陷处。

翳风穴：在耳垂后的一处凹陷处。

下肢穴位

三阴交穴：在小腿内侧，内踝尖上3寸，胫骨内侧缘后方。

太溪穴：在足内侧，内踝尖与跟腱之间的凹陷处。

太冲穴：坐位，在脚背沿着第一趾和第二趾间的横纹向上推，有一凹陷处就是太冲穴。

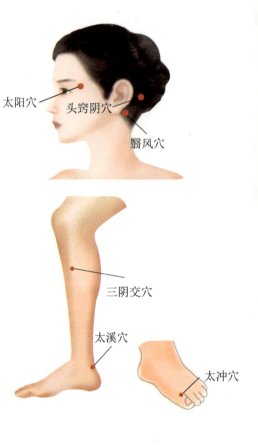

太阳穴　头窍阴穴　翳风穴
三阴交穴　太溪穴　太冲穴

咽痛

咽痛是咽部常见症状，主要由咽部疾病引起，各种咽部黏膜的感染性炎症刺激可压迫痛觉神经末梢，导致咽痛，也可是咽部邻近器官或全身疾病在咽部的表现。任何刺激喉咙及口腔黏膜的物质都可能引起咽喉痛，包括病毒、细菌感染，过敏反应，灰尘、香烟、废气、热饮料或食物，牙齿或牙龈感染有时也会累及咽喉。慢性咳嗽、极干燥的环境、胃酸反流及说话声音过大同样会刺激喉咙，声音嘶哑是常见的不良反应。通过穴位按摩达到清热解毒，消肿散结，治疗本病的目的。

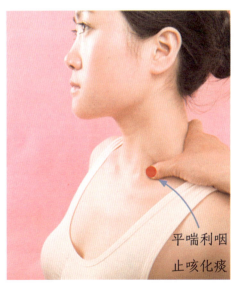

平喘利咽
止咳化痰

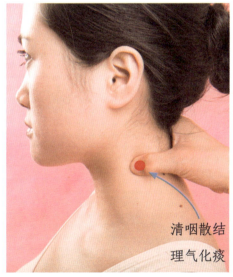

清咽散结
理气化痰

被按摩者仰卧或取坐位，按摩者用拇指点按水突穴1分钟，以不感到难受为佳。

被按摩者仰卧或取坐位，按摩者用拇指点按天鼎穴1分钟，以不感到难受为佳。

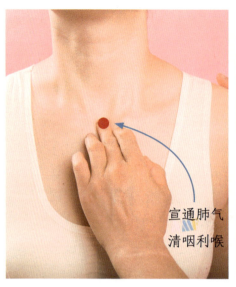

宣通肺气
清咽利喉

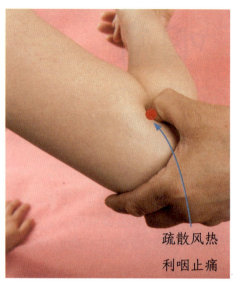

疏散风热
利咽止痛

被按摩者取坐位，仰头，按摩者用中指点按天突穴约2分钟。

按摩者一手托着被按摩者的手臂，另一手拇指按顺时针方向按揉曲池穴约2分钟，然后按逆时针方向按揉约2分钟，左右手交替进行，以局部出现酸、麻、胀感为佳。

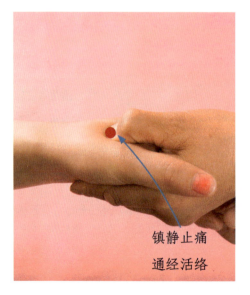

镇静止痛
通经活络

按摩者用大拇指垂直往下按合谷穴，做一紧一按一揉一松的按压，按压的力量要慢慢加强，频率约为每分钟30次，按压穴位时以出现酸、麻、胀感觉为佳。

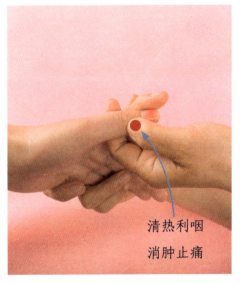

清热利咽
消肿止痛

按摩者用大拇指指甲掐按被按摩者的少商穴，掐按的力量要慢慢加强，频率为每分钟30次左右，掐按穴位时以出现酸、麻、胀感觉为佳。

头、颈部穴位

水突穴： 在颈部胸锁乳突肌的前侧边缘，喉结斜下方。在喉结与锁骨中间高度。

天鼎穴： 在颈外侧部，结喉旁，胸锁乳突肌的前、后缘之间为扶突穴。扶突穴下1寸，胸锁乳突肌后缘就是天鼎穴。

胸部穴位

天突穴： 在胸骨上窝的中央处。

上肢穴位

曲池穴： 在屈肘时，肘横纹外侧端凹陷处。

合谷穴： 拇、示指并拢，两指掌骨间有一肌肉隆起，隆起肌肉的顶端就是本穴。

少商穴： 拇指末节桡侧，指甲根角侧上方0.1寸（指寸）。

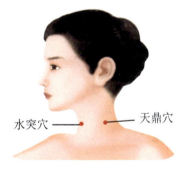

水突穴 —— —— 天鼎穴

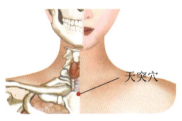

—— 天突穴

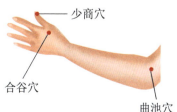

—— 少商穴

合谷穴

曲池穴

三叉神经痛

　　三叉神经痛是原发性三叉神经痛的简称，表现为三叉神经分布区内短暂的反复发作性剧痛。其特点为骤发、骤停，闪电样、刀割样、烧灼样、顽固性、难以忍受的剧烈性疼痛。疼痛历时数秒或数分钟，疼痛呈周期性发作，发作间歇期同正常人一样。中医认为三叉神经痛是由五脏功能失调，肝火内盛，肾虚，脾胃不和，外感风邪、湿热，三阳筋经受邪受阻，气血不畅，经络不通所致。按摩能够解痉止痛，通经活络，减轻患者的痛苦。

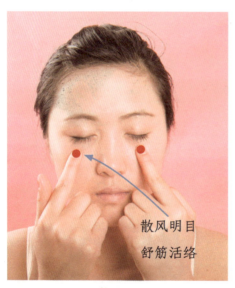

散风明目
舒筋活络

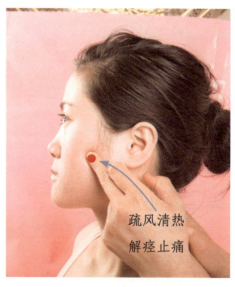

疏风清热
解痉止痛

　　被按摩者仰卧，按摩者坐于其头后，用双手拇指或示指顺时针方向按揉四白穴约2分钟，然后逆时针方向按揉约2分钟，以局部感到酸、胀并向整个前额放射为好。

　　用双手中指或示指指腹，放于同侧面部下关穴，适当用力按揉0.5～1分钟，以出现酸、麻、胀感觉为佳。

206

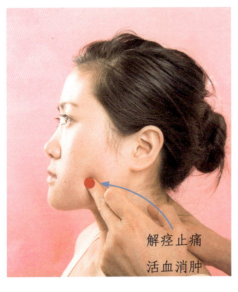

解痉止痛

活血消肿

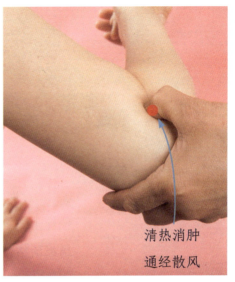

清热消肿

通经散风

按摩者用双手拇指或中指指腹，放于被按摩者同侧面部颊车穴，适当用力，由轻渐重按压0.5～1分钟，以出现酸、麻、胀感觉为佳。

按摩者一手托着被按摩者的手臂，另一手拇指按顺时针方向按揉曲池穴约2分钟，然后按逆时针方向按揉约2分钟，左右手交替进行，以局部出现酸、麻、胀感为佳。

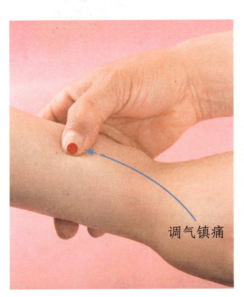

调气镇痛

按摩者一手托着被按摩者前臂，用拇指点按外关穴30秒，随即按顺时针方向按揉约1分钟，然后按逆时针方向按揉约1分钟，以局部出现酸、麻、胀感觉为佳。

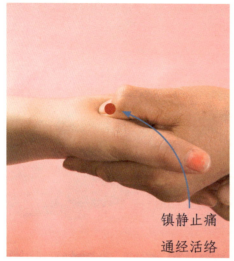

镇静止痛
通经活络

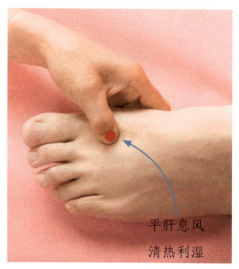

平肝息风
清热利湿

按摩者用大拇指垂直往下按合谷穴，做一紧一按一揉一松地按压，按压的力量要慢慢加强，频率约为每分钟30次，按压穴位时以出现酸、麻、胀感觉为佳。

按摩者一手托着按摩者的足部，另一手拇指点按太冲穴大约30秒，按顺时针方向按揉约1分钟，然后按逆时针方向按揉约1分钟，以局部出现酸、麻、胀感为佳。

头面部穴位

下关穴：下关穴在面部，耳前一横指，颧骨与下颌之间的凹陷处，张口时隆起。

颊车穴：上下齿用力咬紧，在隆起的咬肌高点处取穴。

上肢穴位

曲池穴：在屈肘时，肘横纹外侧端凹陷处。

外关穴：腕背横纹上2寸，在桡骨、尺骨之间的最凹陷处。

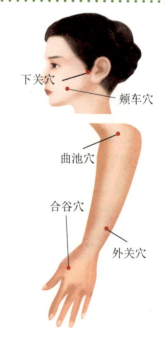

下关穴
颊车穴
曲池穴
合谷穴
外关穴

合谷穴： 拇、示指并拢，两指掌骨间有一肌肉隆起，隆起肌肉的顶端就是本穴。

辅助穴位

头面部穴位

阳白穴： 位于面部，瞳孔直上方，离眉毛上缘约1寸处。

四白穴： 在面部，瞳孔直下，当眶下孔凹陷处。

颧髎穴： 在颧骨下凹陷处。

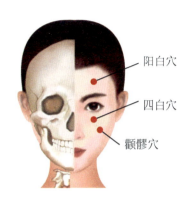

阳白穴
四白穴
颧髎穴

上肢穴位

鱼际穴： 位于手外侧，第1掌骨桡侧中点赤白肉际处。

足部穴位

太溪穴： 在足内侧，内踝尖与跟腱之间的凹陷处。

太冲穴： 坐位，在脚背沿着第一趾和第二趾间的横纹向上推，有一凹陷处就是太冲穴。

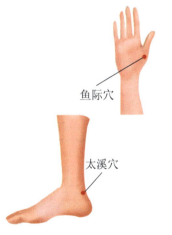

鱼际穴
太溪穴

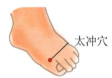

太冲穴

风湿痛

　　风湿痛指主要侵犯关节、肌肉、骨骼及关节周围软组织的疾病所引起的局部性或全身性疼痛。其病症属麻痹症一类，中医认为该病是风和湿两种病邪结合所致的病症。症见有头痛、发热、微汗、恶风、身重、小便不利、骨节酸痛、不能屈伸等。按摩可先用推、理、揉手法，轻轻按摩，使患部肌肉松弛，气血畅行；继用点、按、捏、拿手法，达到舒筋活络止痛的目的。

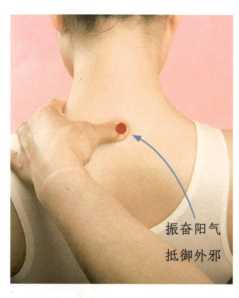

振奋阳气
抵御外邪

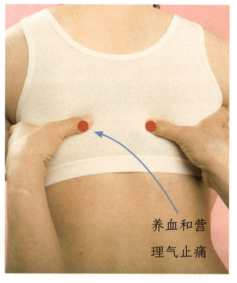

养血和营
理气止痛

　　被按摩者取坐位、低头，按摩者站在被按摩者背后，用大拇指按顺时针方向按揉大椎穴约2分钟，然后按逆时针方向按揉约2分钟，以局部出现酸、麻、胀感觉为佳。

　　被按摩者俯卧，按摩者用两手拇指指腹同时用力，按顺时针方向按揉膈俞穴约2分钟，然后按逆时针方向按揉约2分钟，以局部出现酸、麻、胀感觉为佳。

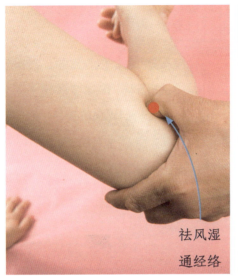

祛风湿
通经络

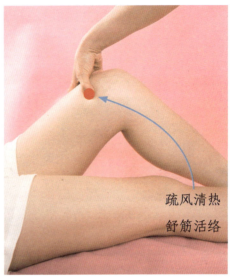

疏风清热
舒筋活络

按摩者一手托着被按摩者的手臂，另一手拇指按顺时针方向按揉曲池穴约2分钟，然后按逆时针方向按揉约2分钟，左右手交替进行，以局部出现酸、麻、胀感为佳。

按摩者用双手拇指按顺时针方向按揉血海穴约1分钟，然后按逆时针方向按揉约1分钟，以局部出现酸、麻、胀感觉为佳。

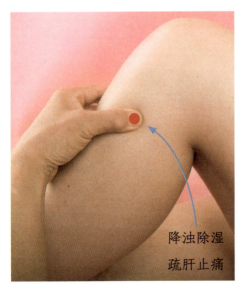

降浊除湿
疏肝止痛

被按摩者俯卧，按摩者站于一旁，用拇指指腹按顺时针方向按揉阳陵泉穴约2分钟，然后按逆时针方向按揉约2分钟，以局部出现酸、麻、胀感觉为佳。

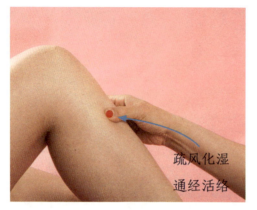

疏风化湿
通经活络

被按摩者膝盖稍弯曲，按摩者用拇指按顺时针方向按揉足三里穴约2分钟，然后按逆时针方向按揉约2分钟，以局部出现酸、麻、胀感觉为佳。

肩颈、背部穴位

大椎穴： 坐位低头，脊柱上方突起的椎骨（第7颈椎）下缘凹陷处就是大椎穴。

膈俞穴： 在第7胸椎棘突下，旁开1.5寸处。

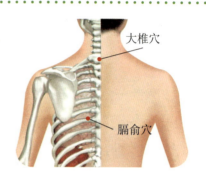

上肢穴位

曲池穴： 在屈肘时，肘横纹外侧端凹陷处。

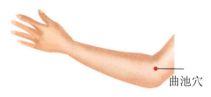

下肢穴位

血海穴： 仰卧床上，用力蹬直下肢，髌骨内上缘上约两横指处鼓起之肌肉（股内收肌）的中点即为本穴。

阳陵泉穴： 在小腿外侧，当腓骨头前下方凹陷处。

足三里穴： 在外膝眼下3寸，用自己的掌心盖住自己的膝盖骨，五指朝下，中指尽处便是此穴。

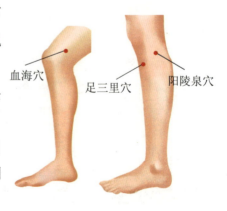

宿醉

宿醉是因过量饮酒导致的醉酒后状态，会有疲劳、头痛、口渴、眩晕、胃疼、恶心、呕吐、失眠、手颤和血压升高或降低的情况出现。按摩治疗宿醉通常根据具体的不适症状选取相应的穴位进行按摩。如果胃部不适，如腹胀、恶心、呕吐等，可以通过揉捏第二脚趾的趾甲根部来消除，点按期门穴和胃俞穴也有良好的效果；如果头部不适，如头晕、头痛，可以按摩百会穴和天柱穴，以镇痛醒脑；按摩肝俞穴和三阴交穴，可以加速血液循环，令乙醇及时排出体外，去除身体的倦怠感。

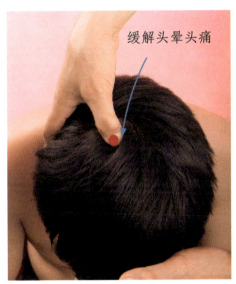

缓解头晕头痛

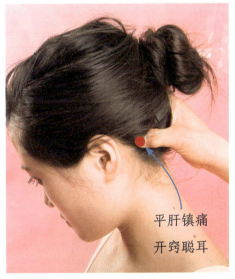

平肝镇痛
开窍聪耳

被按摩者取坐位，按摩者用拇指按压百会穴约30秒，按顺时针方向按揉约1分钟，然后按逆时针方向按揉约1分钟，以局部出现酸、麻、胀感向头部四周放射为佳，每日2～3次。

按摩者用两手拇指同时着力按压头窍阴穴半分钟，然后顺时针方向按揉约2分钟，以局部有酸、胀感为佳。

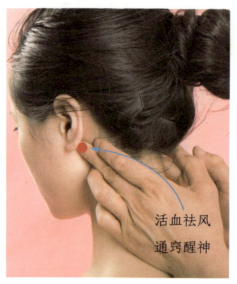

活血祛风
通窍醒神

按摩者用中指按在左右翳风穴上，顺时针方向按揉约2分钟，然后逆时针方向按揉约2分钟。

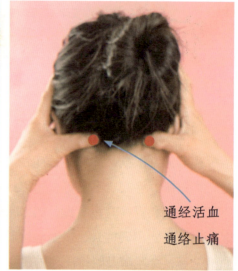

通经活血
通络止痛

被按摩者取坐位，按摩者用拇指指腹或示指、中指两指并拢，用力环形揉按风池穴，同时头部尽力向后仰，以局部出现酸、沉、重、胀感为宜。每次按揉10分钟，早、晚各按揉一次。

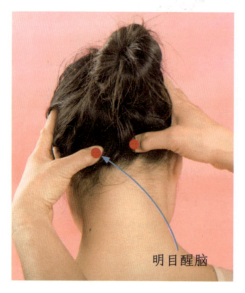

明目醒脑

被按摩者取坐位，按摩者用拇指、示指同时着力，按压天柱穴约2分钟，以局部出现酸、麻、胀感为佳。

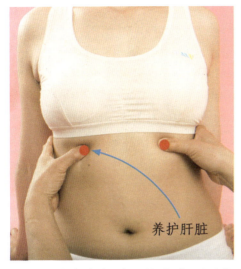

养护肝脏

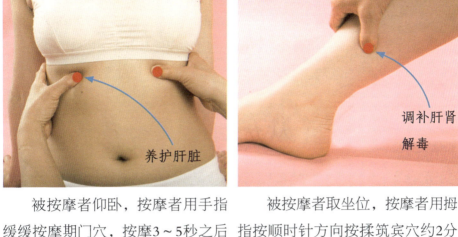

调补肝肾
解毒

被按摩者仰卧，按摩者用手指缓缓按摩期门穴，按摩3～5秒之后吐气，吐气时放手，吸气时再刺激穴道，如此反复，有酸麻的感觉才见效。可将中间三个指头并起来，以加大按摩面积。

被按摩者取坐位，按摩者用拇指按顺时针方向按揉筑宾穴约2分钟，然后按逆时针方向按揉约2分钟，以局部出现酸、麻、胀感向头部四周放射为佳。

头部、颈部穴位

百会穴： 在头顶的正中线和两耳尖连线的交点处，也就是在头顶的正中心。

风池穴： 在后头骨下两条大筋外缘陷窝中，与耳垂齐平处。

天柱穴： 低头或俯卧，由后发际正中直上五分处即是哑门穴，由哑门穴旁开约2横指，项部大筋的外缘处即为本穴。

头窍阴穴： 头窍阴穴位于耳后方，在乳状突起上方的外耳缘后侧凹陷处。

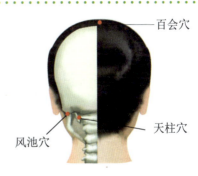

百会穴

风池穴

天柱穴

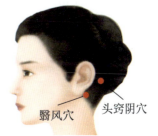

翳风穴

头窍阴穴

翳风穴： 在耳垂后的一处凹陷处。

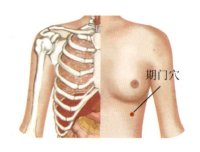

期门穴

胸部穴位

期门穴： 由胸骨体下缘往下二横指的巨阙穴处画一条与地面平行的直线，然后再从两侧乳头画一条与之垂直的竖线，交点之处便是期门穴。

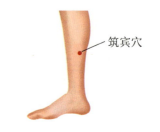

筑宾穴

下肢穴位

筑宾穴： 足内踝与跟腱之间凹陷直上5寸，按压有酸胀感处。

辅助穴位

腰背部穴位

厥阴俞穴： 在第4胸椎棘突下，旁开1.5寸处。

肝俞穴： 在第9胸椎棘突下，旁开1.5寸。

肾俞穴： 在第2腰椎棘突下（第2腰椎与肚脐平齐），旁开1.5寸。

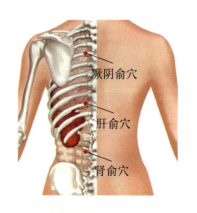

厥阴俞穴

肝俞穴

肾俞穴

下肢穴位

地机穴： 在小腿内侧，当内踝尖与阴陵泉的连线上，阴陵泉下3寸。

太冲穴： 坐位，在脚背沿着第一趾和第二趾间的横纹向上推，有一凹陷处就是太冲穴。

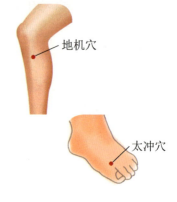

地机穴

太冲穴